精神科 实习手册

JINGSHENKE SHIXI SHOUCE

主　审　张晋碚
主　编　关念红
副主编　甘照宇 张 明

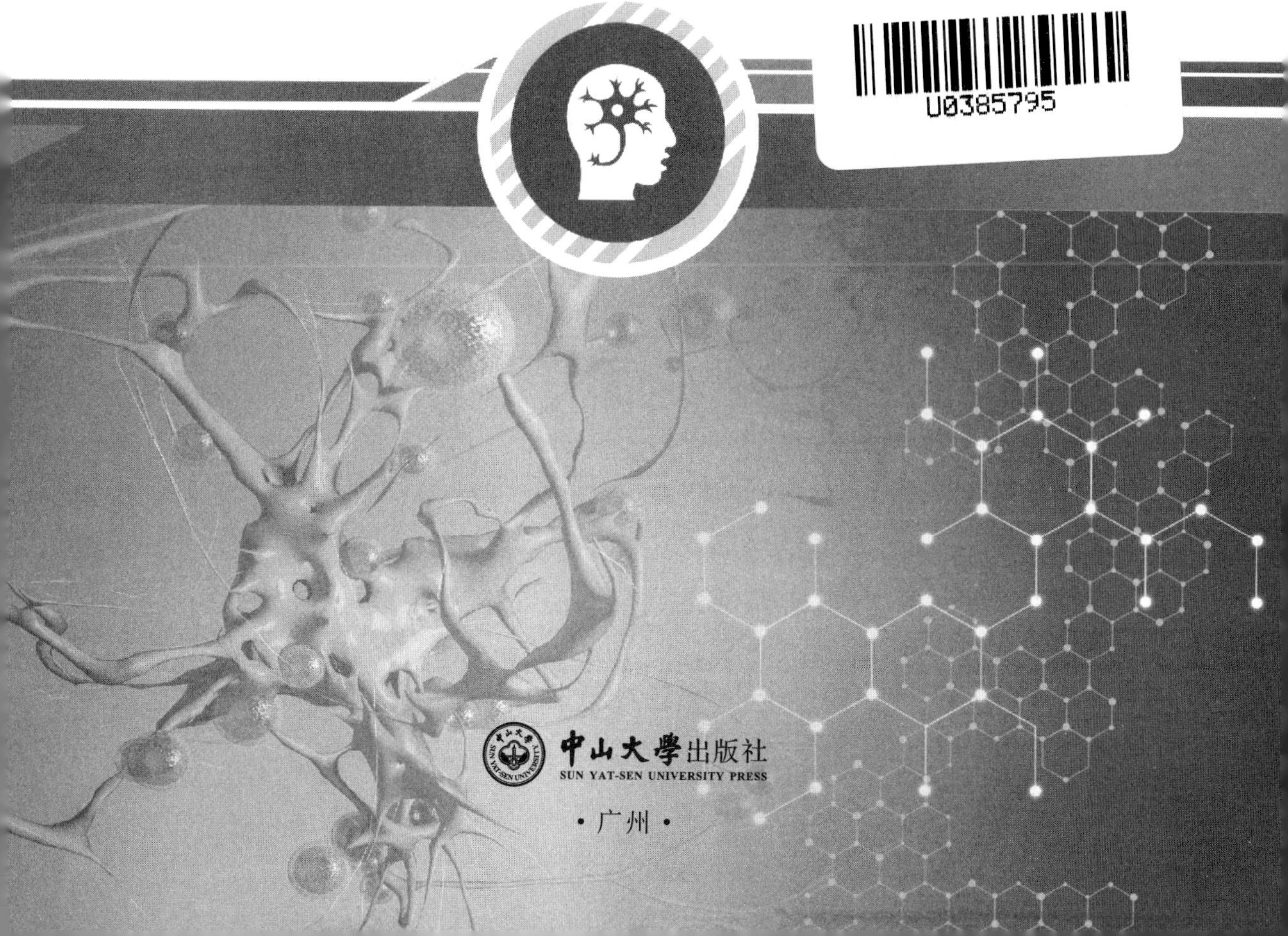

中山大學出版社
SUN YAT-SEN UNIVERSITY PRESS
·广州·

图书在版编目（CIP）数据

精神科实习手册/关念红主编；甘照宇，张明副主编 .—广州：中山大学出版社，2020. 7

ISBN 978 - 7 - 306 - 06862 - 0

Ⅰ. ①精…　Ⅱ. ①关…②甘…③张…　Ⅲ. ①精神病—诊疗—职业培训—教材　Ⅳ. ①R749

中国版本图书馆 CIP 数据核字（2020）第 060522 号

出 版 人：王天琪
策划编辑：钟永源　何雅涛
责任编辑：徐　劲　钟永源
封面设计：曾　斌
责任校对：王　燕
责任技编：何雅涛　缪永文
出版发行：中山大学出版社
电　　话：编辑部 020 - 84110283，84111997，84110779，84113349
　　　　　发行部 020 - 84111998，84111981，84111160
地　　址：广州市新港西路 135 号
邮　　编：510275　　　　　传　　真：020 - 84036565
网　　址：http://www. zsup. com. cn　　E-mail:zdcbs@ mail. sysu. edu. cn
印 刷 者：佛山市浩文彩色印刷有限公司
规　　格：787mm × 1092mm　1/16　10. 25 印张　206 千字
版次印次：2020 年 7 月第 1 版　2020 年 7 月第 1 次印刷
定　　价：39. 80 元

编　委　会

主　审：张晋碚

主　编：关念红

副主编：甘照宇　张　明

编　者（按姓名汉语拼音排序）

甘照宇　关念红　李雷俊　梁文靖

张　明　郑俩荣　朱　麒

美　编：佛山动漫学堂漫画强

主 编 简 介

关念红，中山大学附属第三医院精神科主任医生，博士研究生导师。现任中山大学附属第三医院精神心理科科主任、中山大学精神医学教研室主任、广东省医生协会精神科分会副主委、广东省医学会精神科分会副主委、广东省健康管理学会心身医学专业委员会副主委、广东省医学会精神科分会联络会诊学组组长、广东省心理卫生协会常务理事、中国医生协会精神科分会委员、中国心理学会医学心理学专业委员会委员、教育部医学心理专业教学指导委员会委员、教育部精神医学专业教学指导委员会委员。

主要研究方向为群体心理学和青少年双相障碍，迄今已经发表专业论著100余篇，包括SCI论文多篇。2003年获“南粤教坛新秀”称号，并多次被评为“中山大学最受学生欢迎的老师”；2015年获中山大学“叶任高—李幼姬杰出中青年优秀教师奖”。

参与编写教材20多本（人卫版教材8本，其中主编2本、副主编3本），参与编写科普读物4本。

内容简介

对于很多实习医生而言，精神病学是一门有趣、有用的学科，但可能仅仅局限于上理论课时，老师举的一些引人入胜、前所未闻的例子。但是，在精神科实习时，有些实习医生往往会觉得精神科枯燥乏味、面目可憎，其根源在于理论与临床实践的脱节。

为帮助实习医生打好基础，能够理论联系实际，举一反三，掌握精神科的基本临床知识与技能，特编写本书。

本书对在精神科实习和规范培训的医生所需的基础知识与技能进行了较全面的介绍，包括医患沟通的技巧和训练、精神检查的内容与技巧、患者接诊及注意事项、诊断思路、病案书写规范、实习日常工作内容、精神科常见治疗方法、常见精神障碍及处理、精神科急症及常见药物不良反应的处理、联络会诊精神病学、心理量表评定及注意事项、精神科护理知识、司法精神病学及涉及的法律与伦理问题等方面，希望对精神科实习医生和规范培训医生有所裨益。

前　言

医学学习是一个循序渐进、不断累积的过程，无任何捷径可言。无论在这条路上行进了多久，都无人敢说自己已攀上顶峰。青年医生，尤其是实习医生，在成长过程中，路上的风景往往是荆棘多于鲜花，困难多于成功，故常使人表现出惧怕、畏缩情绪，甚至不敢前行，精神医学更是如此。来精神科实习，许多实习医生存有误解，认为精神科是“小科”，精神障碍是少见病，只有以后想要从事精神卫生专业工作的人才需要认真学习，否则敷衍了事即可。对精神医学的了解，只有在临床工作之后，才会真正认识到其重要性。躯体疾病会合并有精神障碍，而精神障碍也会加重患者的躯体疾病，已是共识。充分说明，精神医学与临床其他各科是密不可分的。

遗憾的是，很多实习医生的精神医学基础薄弱，或者只重理论学习而轻实习，故无法在精神科的实习过程中获得有用知识，如良好的医患沟通技能、正确的诊断思路、精神科常见疾病的诊疗规范、精神科常见药物的不良反应及处理措施，等等。有鉴于此，编者结合带教过程中的重点、难点以及精神科实习医生常见的困惑，尽自己的绵薄之力撰写了《精神科实习手册》，期待能够对实习医生有所裨益。

本书贴近临床，避免了教科书式的生搬硬套，试图用简短生动的语言深入浅出地阐述临床常见问题、原因、适当的应对方法，以及如何进一步自我提升。笔者作为先行一步者，总是希望后来者能够有更多的自信和勇气——至少知道需要做什么准备来面对丛生的荆棘和应对种种困难。

非常感谢各位编者在本书编写过程中的辛勤付出，他们长期兢兢业业地工作在临床一线，传承了中山大学附属第三医院精神科一贯以来良好的临床思维和技能。也非常感谢张晋碚教授欣然接受邀约，担任本书主审。他不辞辛苦和各位编者沟通，反复斟酌各章节内容，以求尽善尽美。

当然，虽经多次核定修改，仍难免有错漏之处，欢迎同行和实习医生们不吝指教。也诚邀各位有志之士加入中山大学附属第三医院精神科团队。

纵使前路多荆棘，无限风光在险峰。

与各位同行和实习医生共勉。

主编　关念红

2019 年 11 月

目　　录

第一章 绪论

中国现代精神病学，与其他临床学科相比，发展较为缓慢。精神医学由西方传入国内，1898 年，广州成立了我国第一家精神病院“惠爱医院”（现广州市精神病院）。中华人民共和国成立时，全国的精神医疗机构不足 10 所，精神科医生不足 100 人，床位不足 1 000 张。70 多年来，精神医学有了长足发展。到 2015 年，中国精神科注册医生达到 27 733 人，护士 57 591 人，床位 433 000 张。

精神病学是研究各种精神障碍的病因、发病机制、临床表现、治疗及康复的医学学科。但因其是真正意义上的“医病医身医心”的学科，故一个合格的精神科医生，不仅需要掌握医学知识，还须掌握丰富的心理学、社会学、伦理学、法学等相关知识。

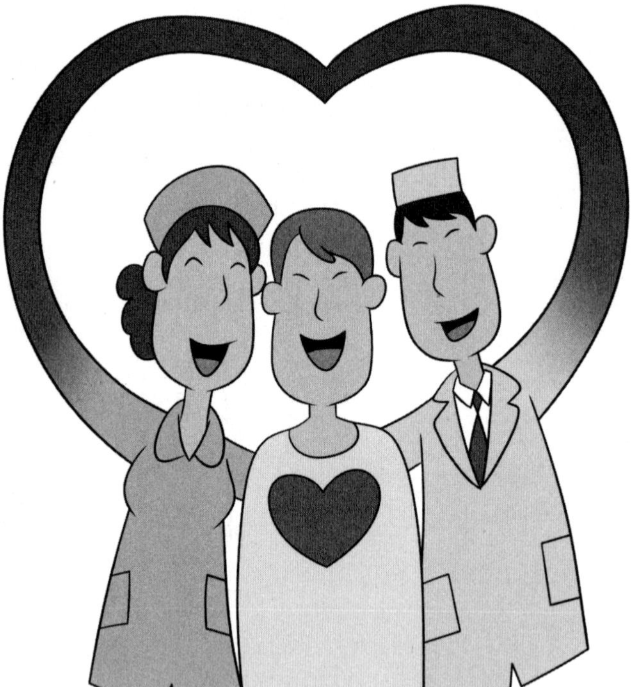

第一节 精神科病房的封闭式管理与开放式管理

在相当长的一段时间内，精神科病房实行封闭式管理，护理完全是机械性和强制性的。患者逃跑、自杀等意外事件屡有发生。20 世纪 50 年代中期始，抗精神病药物的广泛应用，显著改善了精神障碍患者的症状和预后，精神病院开始解除对患者的约束与捆绑，患者在护士的组织管理下能外出散步，参加文体活动或从事简单的劳动。

80 年代以来，特别是 2013 年《中华人民共和国精神卫生法》（以下简称《精神卫生法》）实施以来，精神障碍的诊疗有法可依。精神病院（科）的管理模式的改革步伐加快，开放式管理的精神科病房日益增加。住院患者自杀和外逃的风险并未因管理模式的改革而增加。胡贝尔（C. G. Huber）研究了德国近 35 万住院精神障碍患者后发现：在考虑病情严重程度等混杂因素后，相比于开放式管理，封闭式精神科病房管理并不能降低患者完成自杀、自杀未遂及外逃的风险。英国牛津大学沃因福德医院的汤姆·伯恩斯（Tom Burns）在 *The Lancet Psychiatry* 中指出：封闭式的管理反映出人们对患者权利的漫不经心，以及一种更危险的倾向，忽视与痛苦而严重的精神障碍患者建立信任关系。

目前，我国的精神科病房管理是封闭式管理和开放式管理并存。综合医院开设的精神科病房多为开放式管理，而精神病专科医院开设的病房多为封闭式为主辅以开放式管理。中山大学附属第三医院精神科在 20 世纪 90 年代初期设病房时为半开放式（病情稳定、有家属陪同的情况下可外出）管理，随着科室管理模式的改革、治疗理念的变化和治疗方法的进步，目前所有病房均为开放式管理。

第二节《精神卫生法》与精神科病房管理

自2013年《精神卫生法》实施后，中国的精神卫生服务有了法律依据，在保护精神障碍患者权益方面有了巨大进步。一项比较《精神卫生法》实施前后的调查发现，住院期间，患者被约束保护的比例由30.7%下降到22.4%。

一、自愿住院原则

《精神卫生法》规定，精神科患者住院是以患者知情、自愿为原则的。同时规定，如果就诊者为严重精神障碍患者并有下列两种情形之一的，应当实施非自愿住院治疗：一种是已经发生伤害自身的行为，或者有伤害自身的危险；另一种是已经发生危害他人安全的行为，或者有危害他人安全的危险。

二、保护性约束

保护性约束是指在精神科诊疗过程中，医护人员对患者紧急实施的强制性的最大限度限制其行为活动的医疗保护措施，是精神科护理治疗的方法之一，目的是最大限度地减少患者自我伤害和危害他人安全的行为。

《精神卫生法》规定："精神障碍患者在医疗机构内发生或者将要发生伤害自身、危害他人安全、扰乱医疗秩序的行为，医疗机构及其医务人员在没有其他可替代措施的情况下，可以实施约束、隔离等保护性医疗措施。实施保护性医疗措施应当遵循诊断标准和治疗规范，并在实施后告知患者的监护人。禁止利用约束、隔离等保护性医疗措施惩罚精神障碍患者。"

目前，在精神科病房的临床治疗中，医生经过对患者的评估，有证据表明不约束会对患者或他人不利，有必要进行保护性约束时，需要在约束前告知患者，并在实施此约束的24小时内告知其监护人。

在开放式管理的病房内，有自残、自戕、过激行为的患者需要监护人陪护，评估患者需要进行保护性约束前，需要先告知其监护人并请其签署知情同意书，并告之约束为暂时性的，待评估患者病情稳定后，即解除约束。

第三节 精神科实习的目的与意义

通过精神科见习，实习医生对精神障碍的诊疗已经有了初步的印象和了解，在此基础上进行实习，是精神病学教学过程中的重要组成部分，是使医学生获得精神检查、精神科病历书写等基本技能，巩固和加深对精神病学理论知识的理解，培养与提高临床工作能力的重要实践环节。在两周的精神病学实习中，实习医生能进一步将理论与实践相结合，认识各种精神障碍的重要症状、体征、诊断程序，掌握常见精神障碍的诊断、鉴别诊断与治疗方法。

同时，精神病学实习的另一目的是加强医学生人文关怀的意识，培养良好的医患沟通能力和优良的医德医风。医学生在为精神障碍患者防治疾病的实践过程中进行学习，努力把自己锻炼成为医德双馨、仁心仁术的优秀医务工作者。

第四节 精神科实习的基本要求

一、时间安排和分配

精神科病房实习 2 周。

二、实习内容与要求

1. 要求见到并能独立诊断下列病种

（1）精神分裂症。

（2）心境障碍（包括抑郁发作、躁狂发作）。

（3）焦虑障碍（包括恐惧症、广泛性焦虑症、惊恐发作、强迫症等）。

（4）脑器质性精神障碍。

（5）躯体疾病所致精神障碍。

2. 在上级医生指导下能进行下列情况的识别与处理

（1）急重患者的“三防”（防冲动伤人、防外逃、防消极自杀）处理。

（2）精神运动性抑制（不语、不动、不食）。

（3）精神运动不协调性兴奋。

（4）常见精神科药物不良反应的处理：急性肌张力障碍、吞咽困难、抽搐（病房多见为药源性）、静坐不能等。

（5）精神专科的检查和病历书写。

三、实习具体安排和要求

（1）实习期间不得无故缺席，有事必须向教学管理人员和科主任请假，不得擅自离开工作岗位，必须对患者负责，态度和蔼。

（2）在病房上级医生的安排指导下，每个实习医生分管6～8张病床，对新入院患者，要认真书写详细的住院病历，2周内认真书写详细的住院病历2份，每份要求在24小时内完成。

（3）查房。每天早晨跟随上级医生查房，学习开医嘱，做好专科病情记录，并填写各种检验单、会诊单等，及时追查检验结果。工作日每日须查房2次，周末及节假日须参与晨间查房。

（4）做好病情记录。所有新入院的患者，入院8小时内须完成首次病程记录，入院的第二天及第三天，每天须有一次病程记录。病情稳定的患者，至少3天记录1次病程记录；危重患者应根据病情变化随时记录。负责管理的患者出院前，应填写出院记录、病历首页及完成住院小结。对转科、转院患者，应及时填写转科、转院记录。住院超过30天的患者须写好病情阶段小结，做好交班、接班记录。

（5）值班。轮流参加病房值班（24小时），与上级医生一起巡视患者，如患者有病情变化，应由值班实习医生查看、检查，并及时向上级值班医生汇报检查结果与提出处理意见。每次值班后要在病区交班会上口头交班。

（6）参与每周1次的教学查房（由实习医生汇报病历），无故缺席者按旷实习处理。

（7）参与每周1次的病例讨论（由实习医生汇报病历），无故缺席者按旷实习处理。

（8）参加实习医生培训小课，无故缺席者按旷实习处理。

四、实习的考核体系（成绩组成）

（1）理论考核（40%）。

（2）病房工作（30%），包括考勤、量表评定、精神检查、工作主动性、汇报病历及回答有关问题、病例讨论发言情况等。

（3）病历和医疗文件书写（30%），须完成2份详细病历的书写。病历由带教老师评分，取平均分。

（关念红）

第二章

医患沟通的技巧和训练

一、医患沟通简介

沟通（communication）是信息和含义的转换，包括两部分：沟是交流，通是理解。经过交流，二者对同一问题的理解达成一致了，才是真正的沟通，否则就是沟而不通。

医患沟通是对医学信息理解和传递的过程，目的是使医患双方都能充分、有效地表达对医疗活动的理解、要求和意愿。医患沟通是双向性的，互动、互谅和互相理解是和谐医患关系的前提条件，贯穿于整个医疗活动中，是改善医患关系、提高医疗质量、防范和减少医疗纠纷的重要途径。

在目前紧张复杂的医疗环境中，医患沟通现状不容乐观，这是因为医学教育模式轻素质重技能。医学生进入临床前，缺乏相应课程及岗前培训；进入临床后，常常忽略对医患沟通能力的教育和培养。医学生不完全等同于医生，没有独立行医的资格和能力，但又以医生的身份和形象出现在患者面前。从患者的角度来看，自己似乎变成了“试验对象”。刚进入临床的医学生不能很好地适应角色转换，缺乏自信，表现胆怯，在复杂的医患关系面前无所适从，面对患者及家属的不信任和各种质疑，加上职业成长周期较长，当职业目标不能在短期内得到实现和认可时，易产生挫折感，甚至放弃医学职业生涯。

所以，世界医学教育联合会《福冈宣言》指出：“所有医生必须学会交流和人际关系的技能。缺少共鸣（同情）应该看作与技术不够一样，是无能力的表现。”

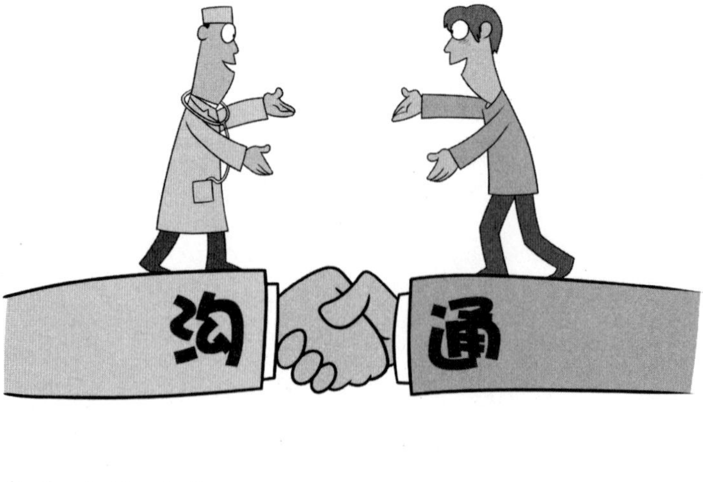

二、医患沟通的形式

医患沟通一般分为两种基本形式：言语沟通和非言语沟通。

言语沟通是医生和患者通过语言进行信息交流，实现沟通，这是沟通的主要形式。在此过程中，须注意态度、语量、语音、语速、语调和用词是否得当等，使对方正确理解、领会自己的意思，并做出适当的反应。

非言语沟通是通过表情、动作和体态等身体语言来实现沟通目的，是沟通的特殊有效形式，通常受到环境、情景和文化因素等的影响，所以理解身体语言非常重要，用身体语言做出反应时更须注意明确和客观，防止因猜测和武断引起误解。

三、医患沟通的原则

（1）动态性：疾病是不断发展变化的过程，应随时根据病情的变化，进行适时沟通。

（2）持续性：从入院到出院，沟通是一个持续的过程。

（3）不可逆性：说出去的话，犹如泼出去的水，一旦说错了，要尽快说“对不起”，并请求谅解，不可一错再错，以至难以解决，酿成恶果。

（4）复杂性：不同的情况、不同的人、不同年龄、不同文化程度与职业、不同理解能力，需要不同的沟通语言和方法。

四、医患沟通的准备

（1）了解和掌握患者和家属的心理。患者和家属的心理一般表现为：求医心切，希望医生能尽快确诊并以最好的方案在最短的时间内治愈疾病；以自我为中心，希望医生重视自己，甚至提出过分要求。不同性格、年龄、经历的患者可能表现出信任、尊重或怀疑、惧怕等不同态度。精神科的患者和家属大多有病耻感，须注意保护隐私。

（2）明确沟通目的。进行病史了解、精神检查和知情同意书的签署或是出院前的沟通等。

（3）明确沟通对象。在精神科，须注意的是和患者沟通还是家属沟通，是两者同时沟通还是先后沟通等。牢记在没有患者和家属授权的情况下，绝对不可向第三方透露患者病情等。

（4）制订沟通计划。选择合适的时间、地点等。

（5）预测可能遇到的争议。对患者或家属可能提出的问题做好备案。

（6）了解家庭背景。了解谁是监护人、谁在家庭中占主导地位、经济状况如何等，有助于进行有针对性的沟通。

五、医患沟通的流程

（1）开始：正式而简短的自我介绍，可给患者和家属留下良好的第一印象。

（2）正式沟通阶段：如是询问病史，因精神障碍患者有可能没有自知力，被家属哄来甚至是强制送来，可先向家属了解病情，根据家属提供的情况询问患者，再根据患者的反馈向家属进一步明确相关情况，并交代病情。在此种情况下，如患者无特殊要求，最好分开询问，通过对不同陈述者提供的内容比较和印证，可得出最接近真实情况的病史。如有自知力的患者，可直接向患者询问，但询问前须征求患者意见，是单独进行沟通还是有家属在场的情况下进行沟通。无论怎样，最后都要向家属交代病情及注意事项，并给出初步诊断意见。切记不可肯定是什么诊断，因为疾病是在不断变化发展的，只有在整个治疗小组，尤其是上级医生查看患者讨论后才可能得出。告知治疗计划包括急性期、缓解期、维持期等，同时交代可能的治疗计划和住院费用。

（3）检查、治疗方式或诊疗方案的沟通：如无特殊情况，尽量让患者和家属都参与，如须签署知情同意书，则须患者和家属共同签名。自知力不存在且不配合的患者，可不要求其参与沟通或签名。

（4）结束：向对方表示感谢，同时询问对方还有没有不清楚或者需要询问的问题，并进一步解答。

六、医患沟通的技巧

（1）树立良好的第一印象：包含礼貌的称谓、得体的谈吐、大方的体态、恰当的告别语。

（2）善于倾听：多听患者和家属的表达，了解他们最关注的地方。倾听时，与患者保持合适的距离；维持舒适得体的体态，注意眼神交流，注意力集中，不轻易打断对方的表述。

（3）掌握病情：掌握患者的病情、检查结果和诊疗情况，掌握医疗费用使用情况，掌握患者和家属的社会心理因素等。

（4）时刻留意：留意患者的病情及对沟通的感受，留意患者和家属对疾病的认知情况和对治疗的期望值，留意自身情绪反应，避免反移情。

（5）谨慎避免：避免强求患者和家属即时接受事实，避免使用易激惹患者或家属的语调和语言，避免使用患者或家属难理解的专业词汇，避免与自知力不存在的患者讨论症状的真伪（如是否真的有人要害他等）。

（6）沟通方式的选择：根据不同情况，选择不同沟通方式，如预防为主的针对性沟通；交换对象沟通，由高年资的医生进行沟通，或者因家属文化程度有限不能正确理解，应更换沟通对象；书面沟通，注意知情同意书的签署；协调统一沟通，对于同一患者，不同的医生不可给出矛盾或有歧义的解释，对自己不了解情况的患者，绝不可随意进行解释。

（7）心理学技巧的运用：要善于寻找并发现双方的共同点；沟通中多用“我们/咱们”一词，可加强同伴意识；多用“医生认为”代替“我认为”，可加强客观性。

（8）语言交流的技巧：注意控制语速，语速太快会让人有压迫感；语调尽量平和；所选用的词汇应清晰、简洁和易懂，没有歧义；掌握交流的节奏，不可受患者或家属的意愿影响；可适当选用幽默形象的比喻，帮助患者和家属进行理解，如“骨折了要经过几个月的治疗，大脑作为比骨骼更重要的器官，恢复的时间也就更长了”。

（9）提问的技巧：一般分为开放式提问和封闭式提问两大类。开放式提问，如“有什么可以帮助你的地方”，患者往往可以给出大量的描述；封闭式提问（闭合式提问）如“你是早醒还是入睡困难”，患者往往只能回答“早醒”或者“入睡困难”。一般先进行开放式提问，再对不清楚的地方进行封闭式提问。提问内容要有针对性，如怀疑患者或家属有隐瞒的情况，可换用不同方式或在不同时间重复提问。提问时应避免诱导性和恐吓患者。

（10）尽可能做到言出必行：能力范围之外的事情不可随口答应，如“哪天可以出院”“明天下午能不能请假”“希望今天下午能做头颅 MR 检查”等。

七、医患沟通的训练

（1）沟通前，明确计划，以提高效率。

（2）检查沟通目的是否真实清晰。

（3）考虑沟通时的环境情况。

（4）在对沟通内容不理解或不明确时，应请求上级医生的帮助。

（5）把握沟通细节，多用礼貌用语，如“请”“谢谢”“对不起”等；应力所能及地给患者及家属帮助等。

（6）留意沟通效果，如效果欠佳时，应反思沟通过程有无可改进的地方。

（7）当一个“好听众”。

（8）树立自信。实习医生应注意言谈举止、穿着打扮，给人以专业、有修养的印象。

（9）进行角色扮演训练。从患者和家属的角度去思考，理解患者和家属的需求。

（10）扩大知识面。患者和家属来自各行各业，家属的态度和要求各不相同，患者的症状常表现不一，部分和生活经历等有关，如因工作挫折或生活事件而出现抑郁等。在医学知识基础上了解和掌握多方面的社会文化知识，不但可增加自身的人格魅力，也更有利于医患沟通。

八、医患沟通的注意事项

（1）沟通的最佳时间：第一次沟通非常重要，应投入较多的时间与精力，为之后的沟通打下良好基础。第一次沟通不成功，以后的沟通会更困难。但第一次沟通只是开始，住院期间也需要持续地沟通。

（2）重要的医患沟通信息需要记录，必要时需要签字。这是自我保护最有力的措施。

（3）沟通须注意缓急。要根据病情的轻重、复杂程度及预后好坏进行沟通：如有冲动、伤人风险的患者要即刻进行沟通；病情较轻的患者，可以找双方都方便的时间沟通。根据患者及其家属的文化程度、接受能力和要求，采取不同方式的沟通。如判断或发现存在纠纷可能，应及时向上级医生汇报，并做重点沟通。

（4）对于疑难、危重患者，治疗小组应共同与家属进行正式沟通。

（5）与患者或家属沟通困难或有障碍时，应向上级医生汇报，更换其他医务人员（最好由上级医生指定）沟通。

（6）如患者病情特殊（如对主管医生存有钟情妄想、被害妄想等）时，应及时向上级医生汇报，密切观察患者的病情变化，必要时更换主管医生。

九、医患沟通中的推荐言行

（一）推荐行为

（1）每次在病区遇见患者或家属都应主动和他们打招呼。

（2）用姓名称呼患者，而不是床号或其他。

（3）查房时告诉患者今天要做什么，同时询问患者有什么意见和要求，并当面记录下来。

（4）如果有遗漏，未能及时安排检查等，应及时向患者或家属说声对不起。

（5）患者不在的时候，可请同病房病友转告患者，医生来过了，请他有空时来办公室，有事和他商量。

（6）下班前应再去病房巡视患者。

（7）治疗或术前谈话时，应向患者提及可能发生的意外和并发症等。但是，必须强调，这些都只是有可能发生，并不一定会发生，医生都会尽自己最大努力去做好。

（8）无抽搐电休克前，在病区再次确认术前准备是否都完成。

（9）出院前向患者和家属进行健康宣教，并嘱咐他们定期复诊。

（二）推荐用语

您好，请坐，请问有什么可以帮您？

您这次来主要希望解决什么问题？

目前最困扰您的是什么？

您是第一次来我们医院看病吗？

请放松，不要紧张，我帮您检查一下，可以吗？

不着急，慢慢说。

不要难过，大部分您这样的情况经过治疗是可以缓解（治好、好转）的。

您好，您是××（的家属）吗？我们来认识一下，我是管床医生，我叫××，以后您有什么问题可以直接找我。

可以谈谈您的情况吗？

请放心，我们会认真讨论您的情况，并制订一个适合您的治疗方案。

您今天好些吗？昨晚睡得怎么样？

服药后有什么不舒服的地方吗？

这里的环境还适应吗？

今天（或明天）我们为您预约了检查（检查名称），请您按要求协助医护人员做好准备（如空腹等）。

这是刚才和您谈的内容，您看一下，有什么问题可以问我；如果没有问题，需要您在这份医疗文件上签字（知情同意书、特殊检查单等）。

十、医患沟通中的禁忌

（1）禁用“床号”代替名字。

（2）正式场合用“某主任”“某医生”等正式称呼，而不可在患者面前，代称“某老师”“某师兄”等。

（3）交流时，应抬头挺胸、笔直站立，不可倚靠门窗、墙壁等，否则会给患者不严肃、不稳重的感觉。

（4）双手或单手叉腰，往往显得傲慢无礼。

（5）和患者或家属沟通时，最好不要同时做其他的事情，如填写病历记录等。

（张　明）

第三章

精神检查的内容与技巧

第一节 精神检查概述

由于精神障碍尤其是“功能性”精神障碍不像其他科的疾病那样，可以通过阳性的体征以及阳性的实验室、影像学或病理检查结果等作为诊断的标准或依据，所以，准确而详细的精神检查结果就成为诊断精神障碍至关重要的部分。

一、精神检查前的准备

精神检查前的准备工作包括：

（1）详细了解患者病史，确定精神检查的重点和导向，主要是单独与病史知情人进行交谈，即病史采集。

（2）营造良好的交谈氛围，要做到平易近人、和蔼可亲。

（3）亲友不宜在场。

（4）既要倾听，又要注意“察言观色”。

（5）应及时做好记录，确保内容真实、完整。

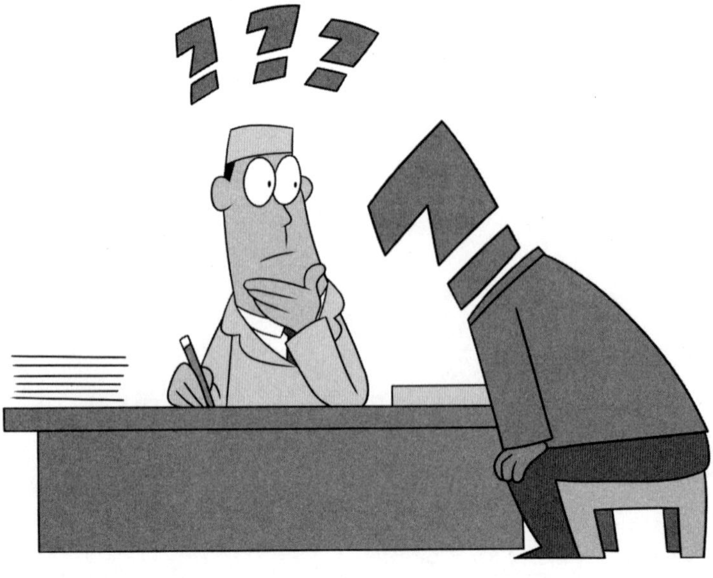

二、精神检查过程

精神检查主要包括三个阶段：

（一）开始阶段

让患者放松，应注意以下内容：

（1）无干扰的环境：安静，只有检查者、被检查者两人，尊重隐私。

（2）落座：自行挑选座位。

（3）自我介绍与称谓：礼貌、尊重。

（4）寒暄：了解一般情况、就医的主要问题。

（5）若患者最初接触显得紧张、迷惑或混乱，应考虑其是否处于焦虑状态、意识障碍、智力低下或痴呆。

（二）深入阶段

精神检查逐渐转入实质性内容，了解患者精神状况，有哪些精神症状及其起因、演变过程、程度等。一般应持续 20 ～ 45 分钟。应注意的问题：

（1）以开放性交谈为主。

（2）主导谈话的方向和进度。

（3）非言语交流：观察。

（三）结束阶段

检查者应做一个简短的小结，并询问患者是否还有未提及的重要问题。对患者的疑问做出适当的解释和保证。如有进一步的治疗安排，应向患者说明。最后，礼貌结束。

第二节 精神检查提纲

一、合作患者的精神检查

（一）一般表现

主要靠观察形成初步的印象。

（1）意识状态：意识是否清晰，是否存在意识清晰度下降、意识内容障碍、意识范围缩窄等现象。

（2）定向力：环境定向力（时间、地点、人物）、自我定向力（姓名、年龄、职业等）。

（3）接触情况：主动还是被动，是否合作，是否能融入病区环境，对周围的人态度如何；是否安心住院，是步行入院还是被人强制入院或坐轮椅、车床入院。

（4）衣帽是否整洁，衣着是否与时令相符；年龄相貌是否相符。

（5）日常生活：饮食起居是否能自理，是否需要他人监督或协助；与其他病友的接触、交往如何，是否愿意参加病房集体活动及工娱治疗等。

（二）认知活动

患者的所思所想，凡是患者用语言表达的都属于认知活动，主要通过交谈的方式进行检查，对患者出现的每一个症状均要详细了解其具体的内容和表现形式，包括种类、性质、频率、出现的时间、持续时间、与其他精神症状的关系以及对社会功能的影响和对相应症状的自知力情况。记录时不能仅用专业术语进行书写，必须在专业术语之后对具体的内容进行详细的描述。

（1）感觉障碍：包括感觉过敏、减弱、倒错、内感性不适等。

（2）知觉障碍：错觉、幻觉（幻听、幻视、幻嗅、幻味、幻触、本体性幻觉等）、感知综合障碍。

发现患者存在言语性幻听时，一定要询问患者是否存在命令性幻听，以及命令性幻听的具体内容和患者对其的态度，以便评估患者是否存在伤人毁物以及自伤、自杀的风险。

（3）思维障碍：

a. 思维形式障碍：

思维联想过程障碍：思维奔逸、思维迟缓、思维贫乏、病理性赘诉。

思维联想连贯性障碍：思维散漫、思维破裂、思维不连贯、思维云集、思维中断。

思维逻辑障碍：逻辑倒错性思维、语词新作、病理性象征性思维、诡辩性思维等。

思维活动形式障碍：持续言语、重复言语、刻板言语、模仿言语。

b. 思维内容障碍：

妄想：如被害妄想、关系妄想、疑病妄想、物理影响妄想、罪恶妄想等。

强迫观念以及超价观念。

发现患者存在被害妄想、关系妄想、嫉妒妄想等症状时，一定要询问患者针对的对象、对妄想所持的态度和应对方法，以便评估患者是否存在伤人毁物以及自伤、自杀的风险。

（4）注意障碍：注意力是否集中，是否存在注意力增强、涣散、减退、狭窄、转移等现象。

（5）记忆障碍：包括短时记忆、近期记忆、远期记忆的检查，是否存在记忆增强、减退、遗忘、错构、虚构等现象。

（6）智能障碍：结合患者的文化程度及成长背景检查患者是否有计算能力、理解能力、常识、抽象思维及概括能力等。

（7）自知力：患者自知力的完整与否，以及对诊断和治疗的态度。

（三）情感活动

通过主观询问和客观观察综合判断。

（1）情感性质的改变：是否存在情感高涨、低落、焦虑、恐惧等现象。

（2）情感稳定性的改变：是否存在情感不稳、淡漠、易激惹性等现象。

（3）情感协调性的改变：是否存在情感倒错、情感幼稚等现象。

（四）意志行为活动

（1）是否存在本能意向（食欲/性欲）的亢进或减弱现象。

（2）是否存在意志增强、减弱、缺乏、犹豫不决等现象。

（3）是否存在精神运动性兴奋（协调性精神运动性兴奋或不协调性精神运动性兴奋）、精神运动性抑制（如木僵、蜡样屈曲、缄默症、违拗症等）以及刻板动作、模仿动作、作态、自伤、自杀等行为。

二、不合作患者的精神检查

适用于有意识障碍、过度兴奋（兴奋躁动）、过度抑制（缄默、木僵）及敌意而不配合精神检查的患者。主要通过反复细致的观察获得。检查内容包括：

（1）一般外貌：观察患者的意识状态、仪表、接触情况、合作程度、饮食、睡眠及生活自理状况等。

（2）言语：有无自发言语，是否完全缄默，能否用文字或示意表达，有无模仿言语、持续言语等。

（3）面部表情：有无呆板、欣快、愉快、忧愁、焦虑等，有无凝视、倾听、闭目、恐惧表情，对医护人员、亲友的态度和反应等。

（4）动作行为：有无特殊姿势，动作增多还是减少，动作有无目的性，有无刻板动作、模仿动作、违拗、被动服从、冲动、伤人、自伤、自杀、毁物等行为。

（李雷俊）

第四章

精神障碍患者接诊、处理流程及注意事项

精神科患者的病情特殊性有别于其他科室患者，因此，建立精神障碍的诊断须在病史采集及精神检查之下进行，相关的辅助检查往往用于鉴别诊断，故接诊时需要收集完整的病史资料及做好详细的精神检查，才能做出准确的诊断。同样，因为精神障碍患者往往缺乏自知力或求治意愿，在采集病史资料时，除了询问患者，还需要从患者的父母、配偶、子女等亲属及与患者关系密切的朋友、同事、同学等处了解病情。必要时，医生还需要到患者日常生活、工作、学习的地方进行调查。尤其是重症精神障碍患者或不合作的患者，患者本人可能不愿暴露，甚至隐瞒、伪造病史，我们需要更多地从非患者方去了解病情。

接诊家属时应该注意：

（1）面对多位家属时，可以按照不同的关系分别接待。如先接待近亲属，再接待知情人。

（2）当家属因看法和立场不同意见不统一时，应该保持中立态度。

（3）与知情人交谈时，只可讨论与病情相关的内容，不能随意泄露患者隐私。

采集的病史资料包含一般资料、现病史、既往史、个人史、婚育恋史、家族史等。对于女性患者，还应了解其月经史。

在临床中，我们面对的不仅仅是一般精神障碍患者，往往也会接诊重症精神障碍患者，对这两类患者的接诊处理方式应有所差异。

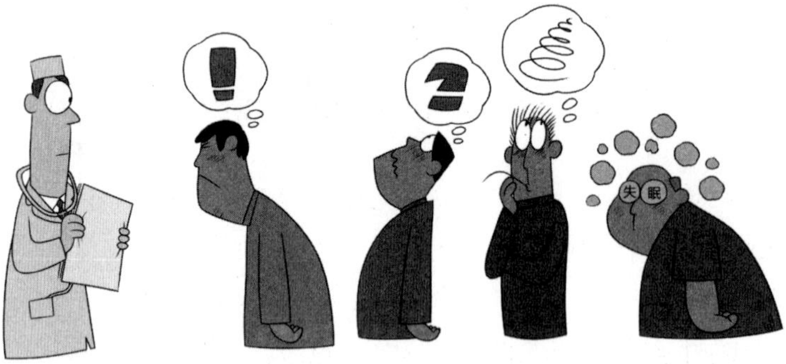

第一节　一般精神障碍患者的接诊处理

对于一般精神障碍或合作患者的接诊，接诊的一般顺序如图 4 －1，病史采集时可以先询问患者，再询问家属，最后再向患者确认及补充，或者同时询问患者及家属，这样有利于在有限的时间内了解到完整的病史。需要注意的是，如果患者的精神症状（如被害妄想、嫉妒妄想）指向陪同者，或者可能诱发患者出现精神症状的社会心理因素（如被父母责骂、同学欺凌）与陪同者有关，在询问病史时，需要将患者与陪同者分开，避免引起或激化患者与陪同者的矛盾，也能更全面地采集到病史。

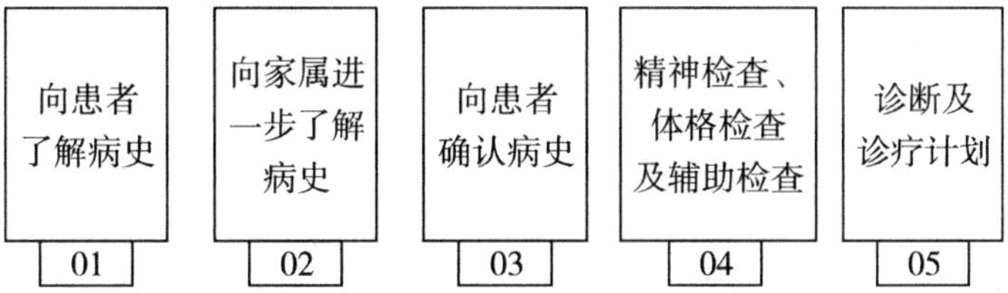

图 4 －1　一般精神障碍患者的接诊流程

完整的精神检查对诊断的建立至关重要。精神检查包括一般情况（意识状态、定向力、接触、检查是否合作、入院方式、衣貌年貌、生活自理情况、是否安心住院等）、认知活动（感知觉、思维、注意力、高级认知功能等）、情感活动（情感的协调性、情感的性质、情感的波动性等）、意志行为活动及自知力等诸多方面。

采集病史后需要进行全面、细致的体格检查，就如前所述，精神障碍的诊断是建立在鉴别诊断基础之上的诊断，诊断“功能性”精神障碍必须先排除器质性精神障碍。器质性精神障碍主要通过体格检查及辅助检查来明确，故体格检查对精神障碍患者极为重要，特别应完善神经系统检查。

签署包括 24 小时陪护知情同意书、贵重检查知情同意、保护性约束及物理治疗同意书［如重复经颅磁刺激（rTMS）、无抽搐电休克疗法（MECT）］等。

完善相关检查，了解患者躯体情况及排除器质性精神障碍可能，如三大常规、肝肾功能、甲功、心肌酶、凝血时间、传染病系列、风湿免疫相关项目、心电图、胸片、脑电图、腹部彩超、头颅 MR/CT 等。

做出诊断、鉴别诊断及进一步的诊疗计划。

精神障碍的治疗主要包括药物治疗、物理治疗、心理治疗等综合治疗手段。治疗过程中，除了关注疗效，同样需要密切关注药物不良反应。用药前及出现不良反应时，应做好解释性工作（如常见的包括锥体外系不良反应、心动过速、便秘、流涎、头晕、嗜睡等）。

出院时须嘱咐患者及家属，出院后患者须坚持服药，家属须监督提醒，并定期来门诊复诊。复诊时间依据患者病情严重程度而定，一般为 1 ～ 2 周，最长不超过 1 个月。复诊时不仅要对其病情进行评估，也需要完善相关的辅助检查，如抽血化验、心电图等，了解其是否存在药物不良反应。

第二节 重症精神障碍患者的接诊处理

重症精神障碍患者的接诊处理有别于一般精神障碍患者。重症精神障碍患者常表现为兴奋激越、自伤自杀、冲动伤人、木僵等情况，均需要接诊医生立即处理。接诊医生面对有上述症状的患者时，接诊的顺序如图 4 -2。首先向陪同人快速了解患者的基本病情，如起病时间、发病诱因、主要症状、意识状态、既往健康情况、近期饮食、二便情况等。病后是否在外院就诊过，如有，做过何种检查，具体诊断是什么，用过何种药物（药物的剂量、用法、疗效、有无不良反应等）也应一并了解。初步了解病情后需要立即完善辅助检查，如血常规、肝肾功能、心肌

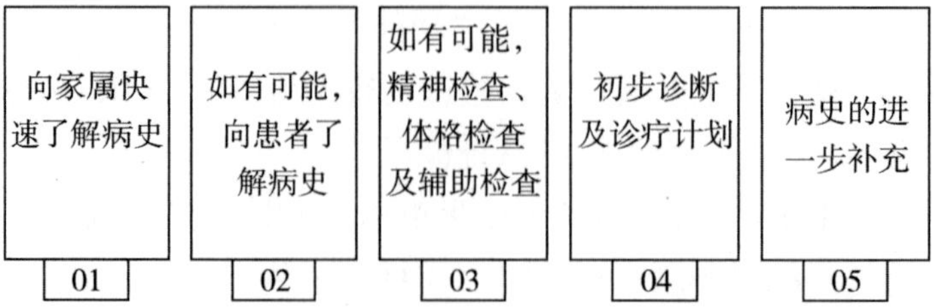

图 4 -2 重症精神障碍患者的接诊流程

酶、心电图、胸片等，排除禁忌证后给予适当的药物治疗。如患者确实病情紧急，在辅助检查尚未完成的情况下，可根据陪同人提供的病史、初步的体格检查及精神检查，对患者做出初步诊断。一般健康情况尚可的，可立即给予药物治疗，如患者不配合口服药物，在无禁忌证的情况下可通过肠外途径给药（肌内注射或静脉滴注），如肌内注射氟哌啶醇或苯二氮䓬类、静滴冬非合剂等。

接诊重症精神障碍患者时，须尽可能安抚患者，嘱咐家属严密看护，做好“三防”（防消极、防外逃、防冲动）护理，必要时予以保护性约束。实施保护性约束时，安保人员应在场，在保证患者和医护人员安全的前提下由有经验的医生或护士实施，并注意约束期间患者的生命体征、四肢血运等情况。

对于病史不详细的患者，经过初步诊断及治疗，患者急性症状得到部分控制后，可以进一步补充完善病史及明确诊断。

第三节　采集病史时的注意事项

医生采集病史时，要取得患者家属和知情人的合作，如是重症精神障碍发作期，仅须征得监护人知情同意。要向提供病史人说明采集病史的重要性，耐心倾听他们介绍有关病史。由于提供病史人缺乏精神障碍专业知识，接触患者可能有局限性，有的可能带有主观或某些偏见，因此，他们提供的病史可能是不完整和不准确的，常见以下几种情况：

（1）过分强调社会心理因素的作用。家属总是讲述他们认为对患者产生了精神刺激的社会心理事件，往往有大量的主观性评论。此时，要及时提出问题将话题转移到精神异常的演变过程上来。

（2）强调精神异常，忽视躯体异常。患者精神异常的出现会令家属感到不安和不知所措，此时家属会专注描述患者不正常的种种表现，甚至细枝末节，而躯体情况常被忽视。这对器质性精神障碍的判断非常不利，尤其对于首发、急性起病的患者。此时，医生应主动问及患者有无发热、感染、外伤、意识障碍等情况。

（3）提供阳性症状多，而忽视阴性症状和早期症状。患者出现幻觉、妄想、兴奋躁动等阳性症状易于察觉，家属也能相对简单地由此判断出精神的异常，而对阴性症状和早期症状却不能准确判断，结果可能会影响医生对患者实际起病时间的判断。

（4）提供异常的情绪和行为的多，忽视患者思维和内心的异常体验。在采集病史时，医生需要循循善诱，需要提出开放性问题及封闭式问题，才可取得较为客观而全面的真实材料。

（5）病史采集中需要注意的相关问题：

a. 病史采集方式除口头询问外，也要收集患者在发病前后的有关文字材料（如手稿、移动设备上的信息），这往往会反映出患者思维方面的异常以及情感体验等。

b. 采集老年患者的病史更应询问有无脑器质性疾病的可能，如意识障碍、人格改变和智能障碍等。

c. 在采集住院患者病史前，应认真阅读门诊或急诊病历及转诊记录，以便掌握重点，但也不应受上述资料的限制而影响独立思考。如是再次入院者，应认真查阅上次住院病历资料及出院后复诊经过，以免过多的重复，并在可能范围内重点询问末次入院后至此次住院前的病史。此外，也应补充过去病历中的不完整部分。

d. 要掌握比较全面的情况，避免先入为主等。

e. 要注意精神科知识与其他临床各科知识的交叉，避免忽视器质性精神障碍的存在或对器质性疾病的表现了解不充分。

（朱　麒）

第五章

精神障碍的诊断思路

精神障碍的诊断通常遵循“SSD”（symptom→syndrome→diagnosis）的原则（见图5－1）。也就是说，精神障碍诊断的第一步，是确定患者有无精神症状以及有哪些精神症状。所谓精神症状，是指各种异常的精神活动，包括认知、情感、意志和行为等。但正常的精神活动与异常的精神活动之间，很多时候并无绝对的界限，更无赖以判断的生物学指标。因此，学会区分正常的精神活动与异常的精神活动，不仅是精神障碍诊断的第一步，也是一个合格的精神科医生必须掌握的基本技能。尽管正常与异常的精神活动之间，没有泾渭分明的界限，但也并不是无原则可循。

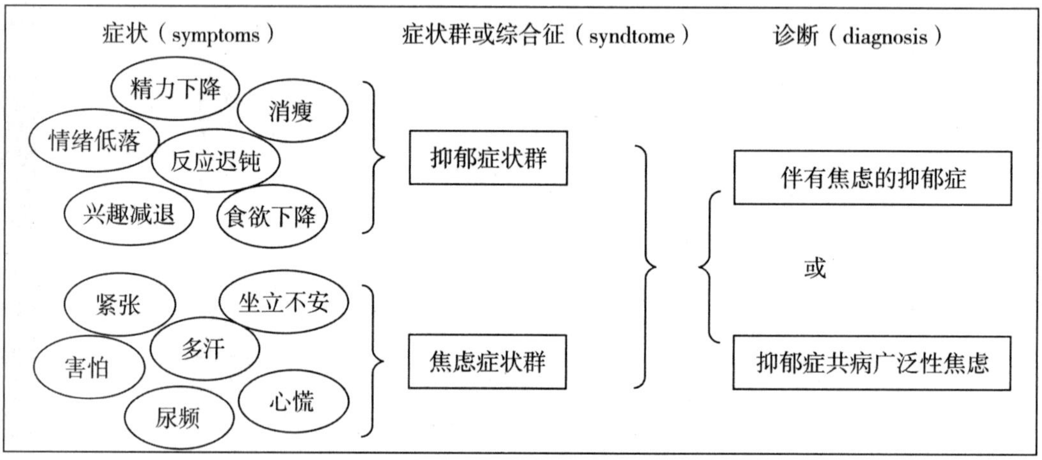

图5－1　精神障碍诊断的“SSD”原则

通常来说，我们可借助以下几个方面的原则来评估一个个体的精神活动有无异常：

（1）个性的稳定性原则。如果一个个体在没有经历重大的生活变故的情况下，其行为一反常态，远远超出了其一贯的行为模式，则视之为精神异常。如一向俭朴节约的个体，突然变得挥金如土，就要怀疑其是否存在精神异常的可能。

（2）客观现实性原则。心理活动是个体对客观世界的反映，因此任何精神活动都具有客观现实性，如果患者的精神活动与现实完全脱节，无法用其年龄、成长经历、现实处境以及生活背景等去解释，则要注意其是否存在精神异常的可能。

（3）社会性原则。人的本质是一切社会关系的总和，因此，人的精神活动具有社会属性。如果个体的精神活动严重偏离其所处的社会环境，与当地的社会风俗、习惯、文化等格格不入，则要高度怀疑其是否存在精神异常的可能。

（4）精神活动的内在协调性原则。一个健康的个体，其精神活动在知、情、意、行等各方面是协调统一的。相反，如果个体精神活动中的某一成分与其他成分不协调，则应怀疑其可能存在精神异常。

（5）生理性原则。从生理的角度看，心理活动是大脑的一种功能表现。如果个体出现在正常情况下大脑不会发生的心理体验，例如反复诉说身体各个部位出现游走性疼痛，但全身系统的检查均未发现有任何可以解释疼痛的病理改变，则怀疑该个体可能存在精神异常。

在判断个体的精神活动是否正常的实际操作过程中，很多时候不能单凭上述原则中的一条或两条来断定，而需要结合各方面的资料来进行综合分析、判断。

此外，精神症状一旦出现，通常就具有以下特点：

（1）症状的出现不受患者的意志控制；

（2）症状一旦出现，就无法用事实来纠正；

（3）症状的内容与周围客观环境不相称，不符合逻辑，有违常理；

（4）症状的内容往往具有特异性，为患者个人所独有；

（5）症状会给患者带来某种困扰，包括主观上的不适感或痛苦感，以及不同程度的社会功能损害。

这些特点也可以反过来验证一个个体的精神活动是否正常。当确定一个个体确实存在精神症状之后，还需要进一步确定症状的性质，即患者存在哪些症状，以及对症状的严重程度进行评估，包括症状的出现频率、持续时间、患者对症状的反应，以及症状对患者日常生活的影响等。

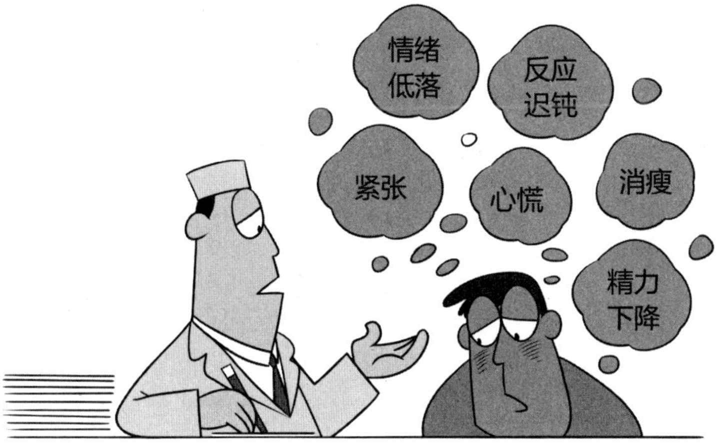

通常来说，一个患者往往存在不止一种而是多种精神症状。这个时候，就需要对这些精神症状进行总结、归纳，看看这些症状能否用一种、两种或多种综合征

（或症状群）来囊括。例如，患者同时出现情绪低落、兴趣减退、精力下降、自卑、自责、自杀等症状，我们可将这些症状归纳为抑郁症状群。临床上，常见的症状群有（按诊断的权重排序）：

（1）急性脑病综合征表现为意识障碍，时间、地点或人物定向障碍，感觉减退、感觉迟钝或感觉过敏，记忆力减退，思维不连贯，注意力不集中，计算力下降，睡眠节律昼夜颠倒等。

（2）慢性脑病综合征表现为智力减退、人格改变以及社会适应能力下降等。

（3）精神病性症状群表现为幻觉、妄想、荒谬离奇的想法或行为等。

（4）（轻）躁狂症状群表现为情绪高涨或易激惹、精力充沛、自我评价高、思维奔逸、话多、活动增多、行为冲动、睡眠需要减少等。

（5）抑郁症状群表现为情绪低落、兴趣减退、精力下降、自卑、自责、迟滞、自杀、食欲减退或亢进、失眠或贪睡等。

（6）焦虑症状群表现为紧张、多虑、易惊、心慌、呼吸急促、多汗、尿频、静坐不能等。

（7）强迫症状群表现为强迫怀疑、强迫检查、强迫数数、强迫回忆、强迫洗涤等。

（8）躯体化症状群表现为各种躯体不适，如疼痛、怕冷、牵扯感、堵塞感等，但各项相关的实验室检查都找不到相应的脏器有可以解释这些躯体不适的病变。

在具体诊断的过程中，首先确定患者有无急性脑病综合征或慢性脑病综合征，如果有，则要优先考虑患者为“器质性精神障碍”，接下来要综合病史资料、体格检查以及实验室检查的结果来进一步确定患者存在哪些器质性病变；如果无，则参照所谓的功能性精神障碍的诊断标准来确定该患者是否符合该综合征所对应的精神障碍的诊断标准：

（1）症状标准：规定诊断该种疾病患者应有的精神症状（最基本的指标），在某些疾病中，还具体规定了必备症状和伴随症状，并具体要求所列症状的条目数或比例。

（2）严重程度标准：规定因该种疾病所造成的社会功能（工作、学习、自我照料、家庭职能以及人际交往等方面的能力）或心理功能缺损（与现实的关系，对主、客观界限的把握，对症状的情绪体验以及现实批判能力等），或需要医疗及其他特殊照顾的程度。

（3）病程标准：规定该种疾病患者所需的最短持续时间，或某些发作性疾病在某一时程中最少发作的次数。

（4）排除标准：规定诊断该种疾病所必须排除的各类情况，包括脑器质性精神障碍、躯体疾病所致精神障碍、精神活性物质导致的精神障碍以及某些特定社会心理因素引起的精神障碍（如居丧反应等），有些疾病还列出了须排除的精神症状。

如果一名患者存在2种或2种以上的综合征或症状群时，可遵循以下原则来进行诊断。

（1）权重优先的原则，即权重越大，越优先诊断。例如，急性脑病综合征或慢性脑病综合征的权重最大，故一旦确认患者存在这两类综合征中的任何一种，不管其他症状群的严重程度如何，都要优先考虑“器质性精神障碍”的可能。又如，患者同时存在抑郁症状群和躯体化症状群，而且均达到相应精神障碍的诊断标准，但由于抑郁症状群的权重大于躯体化症状群，故优先诊断为“抑郁症”而不是“躯体化障碍”。

（2）达标优先的原则，即哪一组综合征符合相应的诊断标准，则优先考虑该综合征相对应的诊断。例如，患者同时存在精神病性症状群和抑郁症状群，但只有抑郁症状群达到相应的诊断标准，而精神病性症状群达不到精神分裂症或其他精神病性障碍的诊断标准，尽管精神病性症状群的权重大于抑郁症状群，但仍优先诊断为“抑郁发作”。

（3）原发优先的原则，即患者存在两组综合征，但其中一组综合征是继发于另一组综合征，则优先考虑原发的综合征相对应的诊断。例如，患者同时存在精神病性症状群和躁狂症状群，但经分析发现，患者的精神病性症状群是继发于躁狂症状群，因此优先诊断为“躁狂发作”。

（甘照宇）

第六章

精神科病案书写规范

精神科病案的书写跟其他科室的病案书写一样，至少要遵循“PORT”的原则：

（1）专业性原则（professional）。病案的书写，不是写日记，更不是记流水账，而是专业性很强的文案书写。它不仅有规定的专业格式，还有专业的用词和用语，更有专业的写作思路。因此，在书写过程中，要处处体现出它在这方面的专业性。病案书写的优劣，直接反映出一个临床医生专业素养的高低。

（2）客观性原则（objective）。病案的内容必须如实记录患者的病情及其诊治经过，做到不夸大、不删减，不掺杂个人情感以及主观想法，更不可胡编乱造。

（3）可读性原则（readable）。病案的字迹是清晰可辨的，其内容是有条理的，是能让人看懂的，而不是字迹潦草，内容杂乱无章，读起来艰涩难懂的。

（4）及时性原则（timely）。要在规定的时间内完成相应的病案书写，具体的要求包括：住院病历要在入院后24小时内完成；病程首记要在入院后8小时内完成；患者入院后不足24小时，应书写不足24小时内入出院记录，要在患者出院后24小时内完成；抢救记录，要在抢救结束后6小时内据实补记并加以说明；手术记录，要在术后24小时内完成；死亡记录，应当于患者死亡后24小时内完成。

由于精神科是一门主观性很强的学科，无论是病史的采集还是精神检查，都不可避免地带有患者以及医生的主观因素，因此，要写好一份精神科的病案，临床医生要有扎实的临床功底、良好的沟通技巧、科学的临床思维，以及更多的临床实践和写作经验。为了让大家更好、更快地掌握这一门基本的临床技能，以下拟通过实例演示来详细地讲解精神科的病案该如何规范地书写。

第一节 精神科住院病历的书写规范

一、病历书写

住院病历

姓名：××　　　　籍贯：××

性别：男　　　　家庭住址：××省××市××区××路××号（尽量详细）

年龄：23 岁　　工作单位：无
婚姻：未婚　　入院日期：2015 -06 -27　16：20
民族：汉族　　记录日期：2015 -06 -27　18：00（24 小时内完成）
职业：学生　　病史提供者及可靠程度：本人及父亲，可靠（对有可能涉及法律纠纷的患者，这部分内容一定要审慎判断，以免让自己陷入被动局面。此外，对于病史提供者，应视患者病情轻重不同而有所不同：对于轻症患者，侧重于患者本人；而对于重症患者，则侧重于家属或其他知情人）

主诉：孤僻、懒散、被动 1 月余，夸大、多疑 9 天。（内容上要体现出主要诊断；形式上要尽量使用患者的原话或白话，而不能使用专业术语；时间上要与现病史相呼应；字数，包括标点符号，不能超过 21 个字）

现病史：患者 1 个多月前无明显诱因（如有生活事件作为诱因，要予以说明；但在对生活事件与发病之间进行因果判断时，要谨慎措辞，避免过于武断，尽量用“可能因”之类字眼）。开始变得孤僻、被动，经常无故旷课，时有自笑，但没人予以注意并加以处理。9 天前（按时间顺序来陈述，以反映患者疾病发生、发展的变化过程）患者开始出现夸大、多疑症状，打电话给父亲，说自己有阴阳眼，通过时空隧道能找到前世的记忆；还说自己为基督教徒，信仰和家里拜佛相冲突，因此不打算回家；自称要搞动漫剧本创作，创业赚大钱，并描述了创业成功后的美好生活；又说学校有个不检点的女同学暗恋他，碰面时经常用手肘撞他的肩膀，觉得该女同学把男朋友介绍给他认识是暗示他去追她，但他不接受。（对于出现时间大致相近的症状，可对每一项症状采取先概括后描述的方式进行书写，症状间用“；”分隔。此外，尽量将同属一类综合征的症状排列在一起，以便于概括总结。）7 天前，患者打电话给父亲，讲话有点语无伦次，一会说自己和那个女同学发生了关系，一会说该女同学的男朋友叫了黑社会小混混来砍杀他，因此，要父亲调动空军、海军部队来救他，不然就见不到他这个儿子了。父亲在电话中嘱咐他要冷静，他就骂父亲是“狗娘养的”（尽量使用患者的原话，以体现病历的真实性，但书写的时候，记得用双引号）。患者父亲当即赶往学校了解情况，并进一步获悉患者近几天行为古怪，经常自言自语、自笑，有时无故辱骂同宿舍的同学，凭空怀疑同学偷了他的入党申请书；行为冲动，在宿舍用拳头捶打衣柜。家人遂将他接到宾馆，途中患者说话颠三倒四，情绪激动，骂父亲没脑子，问父亲来这里有何目的，说父亲设圈套让他往里跳，并反复提起以前的事情。晚上睡觉时，患者频繁到洗手间照镜子、整理衣服、活动手部，其间面带微笑，问之何故，患者不肯回答（对于一些怪异行为，不仅要描述行为本身，还要探究行为背后的原因）。次日，学校辅导员对患者进行开导，当时患者表现还算安静，且能主动承认错误，但几小时后又开始胡言乱语，说不读书了，要去湛江海军舰队当兵，要调节心理，要练得更有男子汉气质。父亲觉得其精神有问题，遂建议其到医院就诊，但患者拒绝，说自已没有问题，有问题的是别人（如果患者以往有过就诊经历，要简要地把这些经历写出来，如做过哪些对诊断有帮助的检查，服用过哪些药物，其剂量、疗程以及疗效如何，患者对治疗的态度、依从性怎么样等，均应详细描述）。今日被家人哄劝到我科门诊就诊，门诊拟“精神分裂症”收治入院。自起病以来，患者无高热、抽搐、大小便失禁、不省人事、口吐白沫、恶心、呕吐、剧烈头痛等，无兴奋、话多、精力充沛、睡眠需要减少、乱花钱等（要把具有鉴别意义的阴性症状逐一罗列出来），无冲动打人、自伤、自杀、无故出走等行为（风险评估，强调精神科护理要高度关注的行为），胃纳一般，眠差、入睡困难、浅睡易醒，大小便可，体重无明显变化，日常生活尚能自理（一般情况，对判断患者的整体病情以及严重程度有帮助）。

既往史：平素体健。否认高血压、糖尿病、冠心病、系统红斑狼疮、肾功能不全等慢性全身性疾病史，否认肝炎、肺结核等慢性传染性疾病史，否认颅脑外伤、颅内感染、癫痫、全身中毒等病史，否认食物药物过敏史，否认输血史，按防疫部门计划免疫接种。（精神科要重点描述有可能影响大脑生长、发育的各类中枢神经系统疾病以及有可能影响到大脑功能代谢的全身性疾病，如存在这些疾病，要详细描述其临床表现、治疗经过以及治疗转归等。）

个人史：原籍出生长大，足月顺产，幼时生长发育无异常（对未成年人要重点询问孕期母亲有无罹患病毒感染等疾病以及服用过什么药物，出生时有无早产、低体重、难产、宫内窘迫、钳产、黄疸等）；父亲经商，家境宽裕；独子，家人对其比较溺爱（反映成长的家庭环境）；大三学生，病前学习成绩一般（反映其职业状态以及病前的社会功能，对判断疾病预后有帮助）；无吸烟、酗酒、吸毒等不良嗜好（对成年人要重点询问。如果有吸烟、酗酒等，要详细了解其吸烟或酗酒的时间、剂量、频率、场合、模式以及戒断后有何心理和生理反应。对于吸毒者，还要记录其吸毒种类、剂量以及方式。对于女性，还要询问有无吃减肥药，对于怀疑失眠者，还要询问是否有长期喝咖啡、茶等习惯）。平素性格偏内向，不善交际（病前的性格特征对阐释发病原因、判断疾病预后有一定帮助）。

婚育史：未婚未育，未曾恋爱［对于与性心理问题相关的患者，还要重点询问有无性生活史，首次遗精（男性）或月经初潮（女性）的年龄，对性知识的获得途径以及对性的认知态度，以往有无性创伤经历；对于女性，要重点询问其月经情况。此外，对于怀疑双相障碍的患者，也要重点了解其婚恋以及性经历，尤其注意患者有无闪婚、闪离、婚外情、婚内出轨等情况]。

精神病家族史：有一姑姑 20 多岁时有精神问题，表现为凭空闻语、多疑、行为古怪等，未曾诊治，后失踪，至今下落不明。否认二系三代其他家族成员有精神障碍病史。（重点了解二系三代家族成员中有无精神障碍病史，如果有，要了解其发病时的表现、诊治经过以及预后转归。）

二、全面检查

（一）体格检查

略。（跟内科的体格检查大致相同，但要重点突出神经系统的体格检查）

辅助检查：暂缺。（如有，重点把既往对目前诊断有参考价值的检查结果附上）

（二）精神检查

一般表现：意识清晰，定向力完整，接触被动，检查合作，在父母的陪同下步行入院，步态正常，着装符合时令，衣貌整洁，年貌相符，日常生活尚能自理，不安心住院。（尽量写全，不要遗漏；对不同的患者，要有不同的关注重点，如对于躁狂患者，还要关注其是否过度妆饰，衣着是否过于暴露；对于精神衰退或抑郁症患者，要关注其是否不修边幅等。）

认知活动：问之有答，语量多、语速快、语音高，对答欠切题，思维松弛。医生问“你为何来就医”，患者答“我现在已经毕业了”；再问“你有什么不舒服”，患者答“我以前不认识她”“前世今生”“我不怕”。（这里要尽量引用患者的原话，最好是整段话引用进来。）否认幻听、幻视，存幻触，称有一女同学强行吻他、跟他发生性关系（对于每一个症状，除了定性，都要支持性的文字描述，即说明您凭什么判断患者存在该症状）。存钟情妄想、关系妄想，说该女同学喜欢他，认为对方把男朋友介绍给他认识是暗示他去追她；存被害妄想，认为上述女同学的男朋友找黑社会来砍杀他，因为他将上述情况写到入党申请书中而报复他；存夸大妄想，说自己有阴阳眼，通过时空隧道能找到前世的记忆。未获被控制感、被洞悉感。记忆力、智力粗测未见异常。（对于急性发病、年老、多病，怀疑有器质性病变的患者，该部分要重点描述。认知活动检查遵循思维形式、感知觉、思维内容、认知功能这样的顺序排列。）

情感活动：情感反应不协调（指情感反应与当时的客观环境及内心体验是否

协调)，易激惹，敌对，谩骂父亲，说父亲是“狗娘养的”。对医护人员有抵触情绪，在精神检查过程中，患者左顾右盼或埋头不语，与医生无目光交流。未见情绪低落、情绪高涨、情感倒错等。[首先对情感的协调性进行判断，接着对情感的性质、程度进行描述，对情感的定性，可从患者的言语陈述、非言语信息（包括表情、神态、语音、语调、行为以及对外界的反应等）进行判断]。

意志行为活动：意志活动减退，自称要搞动漫剧本创作、创业赚大钱，但无具体的计划或行动，不肯上学，进食要家人督促（意志活动分高级与低级，低级主要与本能活动以及日常生活自我照料有关的，高级意志活动主要与人生计划、职业规划、治疗意向等有关）；行为冲动，骂人，抗拒治疗，威胁家人如要让他住院他就去自杀，但未见自伤、自杀、伤人等行为。意志行为活动检查还要注意有无下述异常表现：

（1）运动抑制：卧床不起、孤僻退缩、动作迟钝、呆立不动、缄默不语、木僵等。

（2）运动兴奋：独自徘徊、坐卧不宁、到处奔跑、兴奋激动、毁物伤人、自伤行为、戏谑动作、好管闲事等。

（3）奇异行为：乔装、自言自语、模仿动作、刻板动作等。

自知力：不存在。否认自己有任何疾病，抗拒治疗。（自知力的检查包括患者对自己有病无病的判断，如患者承认有病，要进一步了解其认为自己得了什么病，凭什么认为自己得了该病；患者对其症状有无判断能力，如是否对幻觉、妄想信以为真；其对治疗的态度如何。）

第二节 精神科病程首记的书写规范

一、某老年患者病例特点

（1）患者为老年男性，无明显诱因慢性起病，病程半年（阐述其发病年龄、发病诱因、起病形式以及病程等）。

（2）主要临床表现为先出现游走不定，涉及多部位、多系统的躯体不适，因此四处求医，但相应的实验室检查均未见异常，行内科相应处理，症状也无改善（重点归纳症状的特点）；之后逐渐出现情绪抑郁、紧张、害怕、多虑、自罪、自责、兴趣减退以及入睡困难、早醒、食欲下降、消瘦等抑郁、焦虑症状，最近一周出现与情绪抑郁相关的言语性、命令性和评论性幻听，罪恶妄想等精神病性症状。（遵循“SSD”的诊断思路对患者存在的症状进行总结、归纳，将同一类别的症状归纳在一起，如存在不同的症状群，要阐明它们之间在内容上的联系以及时间上的先后关系，并估计它们各自持续的时间。）上述症状明显影响患者社会功能，导致其无法正常生活以及人际交往（总结症状对患者社会功能的影响程度）。病程中无不省人事、抽搐、二便失禁、恶心、剧烈头痛等，无兴奋、话多、乱花钱、夸大、精力充沛等，无明显记忆力减退、智能下降、注意力涣散等（罗列出具有鉴别意义的阴性症状），无冲动、伤人、自杀、自伤、无故出走等行为（为风险评估，必不可少）。

（3）患者起病后 2 周，曾在当地医院神经内科就诊，头颅 MR 显示：双侧放射冠腔隙性梗死灶。按“脑梗死”予以扩张脑血管等对因、对症处理，但效果欠佳（简要地把患者既往的诊治经过进行概述）。

（4）既往体健，无严重躯体疾病病史（如有，要注明该躯体疾病的预后、转归，尤其与当下疾病的联系）。

（5）中专文化程度，病前性格内向，无吸烟、吸毒、酗酒以及药物滥用史。（如有吸烟、酗酒、药物滥用史，要进一步了解服用的剂量、时间、有无固定模式等，对于年轻体胖女性，尤其要询问有无服用减肥药的情况，这对鉴别诊断以及判断疾病预后具有很重要的作用。）

（6）精神病家族史阴性（对诊断以及判断疾病预后具有临床意义）。

（7）入院体检：生命体征正常，查体未见明显异常（对精神障碍而言，此项多为阴性，但因其对排除性诊断具有重要意义，所以不可或缺）。

（8）入院精神检查：意识清晰，定向完整，接触略被动，存内感性不适、命令性和评论性幻听，自卑、自责，存罪恶妄想以及强烈的轻生观念（要尽可能了解其是否有具体计划，既要全面，也要简洁，这里只须把存在的症状名称、具有鉴别意义的阴性症状以及对风险评估有帮助的症状罗列出来即可，不需要描述症状的具体内容）。记忆力、智力粗测未见异常；情绪低落、焦虑，兴趣活动减退，自知力不完整。

二、诊断以及诊断依据

（1）诊断：伴有精神病性症状的重症抑郁发作。

（2）诊断依据（根据ICD－10的诊断标准）：

a. 症状标准：患者先有躯体化症状，之后出现睡眠障碍、兴趣减退、精力下降、自卑、自责、自罪、轻生（自杀）观念、情绪低落、食欲下降、消瘦等抑郁症状，并在最近1周出现幻听、被害妄想等精神病性症状（对比诊断标准，只须把符合症状标准的症状罗列进去就可以了，而且要尽量使用专业术语）。

b. 严重程度标准：社会功能严重受损，自知力不完整。

c. 病程标准：抑郁症状群持续超过半年。

d. 排除标准：患者无精神活性物质滥用史，故排除精神活性物质所致精神障碍；患者既往体健，尽管半年前头颅MR显示放射冠腔隙性脑梗死，但病程中无急、慢性脑综合征的表现，入院体查未发现阳性体征，精神检查未发现明显的记忆力、计算力以及其他认知功能的减退，故可排除器质性精神障碍。

三、鉴别诊断

根据症状群进行鉴别，对于初学者，至少要与3种或3种以上的疾病相鉴别。

（1）脑器质性疾病所致精神障碍。

支持点：老年男性，慢性起病，存在兴趣减退、情绪低落、活动减少、全身乏力、便秘、内感性不适、自卑、自责、自罪等抑郁性症状，MR提示有双侧放射冠多发缺血灶。

不支持点：患者既往体健，病程中无意识力、记忆力、注意力以及智能障碍等急、慢性脑病综合征的临床表现，入院体格检查未见阳性体征。

结论：基本排除。

（2）精神分裂症。

支持点：患者有幻听、罪恶妄想等精神病性症状。

不支持点：老年首次发病，先有躯体化症状和情绪症状，后出现精神病性症状，精神病性症状的内容与患者的当下情绪基本协调，而且精神病性症状持续时间短暂，达不到精神分裂症的病程标准。

结论：基本排除。

（3）双相情感障碍。

支持点：患者有情绪低落、兴趣减退、意志活动减弱、内感性不适、全身乏力、便秘等抑郁性症状。

不支持点：老年首次发病，病程中无兴奋、话多、精力异常充沛等躁狂或轻躁狂发作的表现。

结论：初步可以排除。

（4）分裂情感性障碍。

支持点：病程中存在情绪低落、兴趣减退、意志活动减弱、内感性不适、全身乏力等抑郁性症状和幻听、被害妄想等精神病性症状。

不支持点：先有抑郁性症状，后有精神病性症状，而且精神病性症状在病程上以及症状上达不到精神分裂症的诊断标准，而且在内容上，精神病性症状的内容与患者当下的心境相协调。

结论：初步可以排除。

四、诊疗计划

（1）完善三大常规检查、生化全套、胸片、心电图、腹部B超、性激素、甲状腺功能、甲状腺彩超等检查，从而对患者的一般躯体状况以及内分泌功能有一个全面的评估，为个性化用药、药物安全性监测提供参考；完善头颅MRA、脑电图等检查，以便了解大脑的结构以及脑电生理状况，排除脑器质性疾病引起的精神障碍。（尽量让每一份检查都能做到有的放矢，让人感觉您开的每一项检查都是有必要的。）

（2）完善相关的心理评估，包括人格测验、智力测试、记忆测验、症状评估等，目的在于了解患者的人格特点、智力以及记忆力水平，并对患者存在的症状进行量化评估（这部分经常易被忽略）。

（3）考虑患者年纪比较大，体质弱，而且病情重，故选择疗效确切、安全性和耐受性好的帕罗西汀抗抑郁治疗；另考虑患者存在失眠、食欲下降以及精神病性症状，故选用小剂量的、对这些症状均有治疗作用的奥氮平进行镇静催眠以及抗精神病

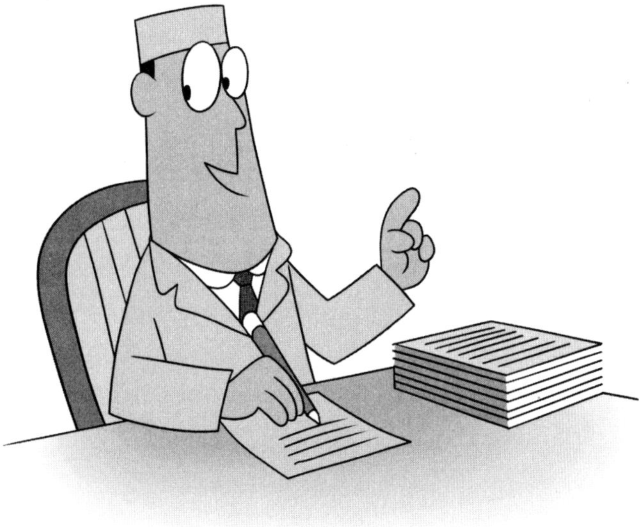

治疗；同时辅以经颅磁刺激、认知心理治疗加强抗抑郁治疗（要把选药、用药的依据写进去，以体现出您的临床思维）。

（甘照宇）

第七章

精神科实习日常工作内容

第一节　入科宣教
第二节　交班及日常查房须知
第三节　常见辅助检查报告异常的分析及处理
第四节　病例讨论
第五节　会诊单的书写
第六节　实习医生值班须知
第七节　和上级医生沟通的原则

第一节 入科宣教

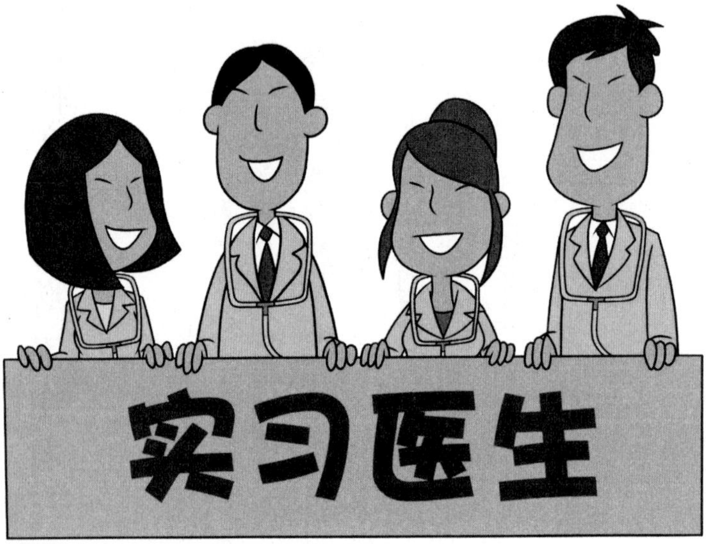

一、精神科实习规章制度

（1）实习医生须按时上班（8：00—12：00，14：30—17：30），不得迟到早退，如遇新收或所在病区患者出现危、急、重等特殊情况，须服从带教老师安排，在老师指导下处理好患者后方可离开，不得无故擅自离开病区。若因故离开，须经过带教老师同意，并告知去向及何时返回，才能离开。若擅自在上班或值班期间离岗的实习医生，我科将按旷实习处理，并上报教学科，由教学科处理。迟到或早退3次等于旷实习，旷实习医德不能评为优秀。旷实习情节严重者，取消我科出科考试资格。

（2）根据学校要求，实习医生分管的患者出现病情变化时应随叫随到，立即参加处理。所有实习医生必须回病区查房，不值班的实习医生处理完患者后方可离开病区。

（3）实习组长（若无推荐则默认由该批实习医生在医院实习的学号最前者担任）入科后须协助负责老师提供各位实习医生的基本情况（包括医院、学号、姓名、性别、联系方式等），并负责建立微信群，转科前 1 天根据每位同学的实际情况填写《实习医生夜班费申请表》，交给总负责老师。

（4）所有实习医生须按照《实习医生值班表》值班。我科实习医生值班实行 24 小时制，值班时间为 8：00—次日早上 8：00，值班当天须主动联系值班的一值医生，当天值班的一值/跟值医生将会按实际情况安排值班地点，所有值班的实习医生须服从值班医生的安排。值班当天的就餐时间为下班前半小时（11：30—12：00，17：00—17：30），如遇到小课或者新收患者等特殊情况，可视情况推迟，但原则上不超过 1 小时，且必须向值班医生说明情况。若出现吃饭久而不归且未向值班医生报备的情况，同样按照旷实习处理。

我科为实习医生安排有专门的值班房，供实习医生晚上休息使用。一、二区值班房位于一区走廊尽头，进门右手边第一间；三、四区值班房位于四区大门一侧护士更衣室旁边（钥匙请询问值班医生或护士）。

（5）实习期间实习小课安排将发送在微信群以及张贴在每个病区的医生办公室的张贴区域，所有实习医生必须准时参加，若有特殊情况，须向授课老师请假。若与补休时间相冲突，请各位实习医生以小课为重，另择他日补休。

（6）我科疑难病例讨论时间如下：四区为每周二 13：00—15：00，地点为门诊示教室；一、二区为每周三 13：00—15：00，地点为二区医生办公室。所有实习医生须准时参加所在病区病历讨论，且须选出实习医生代表参与讨论并发言。

（7）病历资料书写注意事项：实习医生须完成上级医生所分配床位的患者的病历资料书写工作。病历资料是重要的、必不可少的医疗文书，须认真书写。医疗文书同时也是法律文件，具有法律效应，是遇到医疗纠纷时判决所依据的最重要材料之一。病程记录须按照上级医生查房的实际时间来写，同时要满足每周至少 2 次副主任医生（或以上级别的医生）查房记录，每周至少 2 次主治医生的查房记录。病程记录间隔不超过 3 天，危重患者须每天记录病情，有病情重大变化应随时记录。病程记录内容包括记录患者的症状、体征、病情变化、治疗方案的调整或变化，必要时还要摘录原话、日记等相关客观资料（不能单用专业术语代替，需要客观证据），记录患者一般情况（包括饮食、睡眠、大小便、体重变化等），注意评估疗效及药物不良反应（如有无锥体外系不良反应、心动过速、过度镇静等）、物理治疗不良反应（如 MECT 的患者应注意有无肌肉酸痛、记忆力下降等）等。此外，还须记录家属反映的患者病情，患者及其家属是否配合治疗，或是否做出有悖于治疗的行为，上级的查房分析、指示，医嘱的调整，实验室检查、心理评估及异常结果的分析等。

（8）我科轮科期间须完成完整大病历2份（包括系统回顾及摘要），按教学科要求写在《中山大学医科实习医生病历书写手册》中，外院实习医生使用我院通用的病历纸书写，要求是在上级医生指导下自己新收治的患者。病历须在患者入院后24小时内完成，完成后须交由带教老师/上级医生进行批改、评分及签字（若带教老师无批注，请各位实习医生再次交给老师批改，对无批改的病历，我科不予以登分）。

（9）在轮科结束前1～3天内，认真做好转科鉴定，完成《中山大学实习医生转科鉴定手册》中的“实习转科鉴定表”。该表填写时注意以下几点：①由实习医生本人填写自我鉴定；②“实习小组评语”和“科室综合评价”交由实习医生所在治疗小组有处方权的带教老师填写，并由老师在第二行右下角签字；③科室综合评语栏无须自己填写。

（10）完整的大病历2份以及《中山大学实习医生转科鉴定手册》在出科考试时带来并在考试前上交至总负责老师处，考完试拿回。

（11）实习医生请假半天（含半天）以上须教学科批准，入科之后因正当理由需要请考研假的同学，须先征得带教老师同意，由实习医生本人按要求手写请假条，交由带教老师在请假条空白处和借假卡的“带教老师”处签名。完成后到我科门诊药理基地治疗室找王老师登记和批假。

☆对于未办请假手续擅自离岗的实习医生，无论时间长短，均按照旷实习处理，取消我科成绩。

（12）若无特殊，出科前一天15：30—17：00为出科考试时间，地点为门诊示教室，考试为闭卷，内容为名词解释、问答题和病例分析。考试须准时参加，不按时参加者视为自动放弃，成绩为0，且不再另外单独安排考试。考试时间如有变动，会另行通知。

（13）任何医疗活动都须在上级医生的指导下进行，尤其须注意：

a. 尊重和保护患者隐私，尊重患者人格。

b. 我科患者可能存在冲动伤人风险，因此须注意保护自身安全，避免与有此类风险的患者单独接触；若遇患者攻击，要及时大声呼救，并尽快寻求精神科医护人员等相关人员帮助。

c. 严禁在上级医生/带教老师不在场的情况下，擅自向患者或家属解释病情或做出医疗保证。

d. 给患者进行体格检查或精神检查时须由带教老师/上级医生在场（在给异性进行体格检查时，须有异性医务人员在场）。

（14）实习期间如有疑问及要求者，及时和上级医生/带教老师或王老师/教学秘书联系。

二、心态的调整

精神障碍患者可出现自伤、自杀、伤人、毁物等危险行为；可能出现辱骂医护人员的行为；可能出现轻佻的言行举止，甚至性骚扰医护人员；可能长时间不洗澡、刷牙、洗脸、整理妆容、换衣服等，并因此身上出现异味而造成他人不适等；可能出现怪异的言语和行为等。

实习医生在入科前可能会对到精神科实习存在许多误解，如认为难以和精神障碍患者沟通，担心自己在实习期间会受到人身攻击等。

实际上，精神障碍是脑部功能异常引起的，包括各种躯体疾病引起脑部功能的异常，一些重症精神障碍患者出现的各种明显异常的感知觉、思维、情感、意志行为等均不受自己控制，并非患者有意为之。一些轻症精神障碍患者可以和他人较好地沟通交流，只因自身遭受精神障碍的折磨而陷于痛苦之中。随着患者病情的控制，患者的异常言行、精神上的痛苦等可缓解或消失。治疗效果好的患者可以保持较好的社会功能，甚至有些患者还可以取得比一般人大的成就。

虽然精神障碍患者可能出现自伤、自杀、冲动伤人、毁物等危险行为，但因医护人员对患者病情了解详细，并时刻保持警惕，可以及时预判患者出现危险行为的风险，并采取积极的、对应的防范措施。在实际工作中，精神科的医护人员受到攻击伤害的情况要明显少于其他专科。即使患者出现了自伤、自杀、冲动伤人、毁物等行为，也可以采取措施及时处理，防止患者进一步造成伤害。

因此，实习医生进入精神科实习期间，应调整心态，对精神障碍患者有正确的认识，消除不必要的疑虑和恐惧，以平常心对待精神障碍患者。

第二节 交班及日常查房须知

一、交班注意事项

实习医生参加早交班时，应将交班前一天自己新收的患者（包括所在组及值班新收其他组的患者）的情况进行交班，要求对所收患者情况须全面掌握，交班须背诵，内容应简明扼要，交班内容含患者床号、姓名、性别、年龄、主诉、须重点关注的病情及其他病史、有重要意义的辅助检查结果、精神检查的简要情况（突出重点）、初步诊断、诊疗计划等。

二、查房前的准备措施

（1）须熟悉所在组每个患者的基本情况（包括床号、姓名、性别、年龄等基本信息，以及诊断、主要临床表现与治疗等），对自己所管患者的情况应全面掌握。

（2）应掌握症状学、治疗学，以及常见精神障碍如抑郁症、双相情感障碍、精神分裂症、焦虑症等的相关知识。

（3）每日交班前查看有无新的辅助检查报告（包括抽血化验、胸片、心电图、彩超、头颅 MR、脑电图等检查报告），并及时打印，有问题应及时向上级医生汇报，并及时放入病历中的相应位置。

（4）每周上级医生查房前一天应整理好病历资料以及将最新的医嘱单放入病历中，病程记录应写至查房前最后一次并及时打印，请上级医生审核、修改及签名。运行病历夹排放顺序为：生命体征表、血压血糖检测表（不一定每个患者都有）、医嘱单（包括长嘱、临嘱）、住院病历、首记及病程记录、会诊单、心理评定量表、检查单（胸片、心电图、彩超、头颅 MR、脑电图等）、检验单（抽血化验及大小便检验等）及其他病历资料。

（5）在上级医生查房前应迅速准备好病历车，将所在组的病历夹按床号顺序放入车中。

三、查房内容

（1）查房时要注意患者的症状和病情变化，如实详细记录患者的原话、日记等反映病情变化的客观资料（不能单用专业术语代替）。

（2）注意了解患者的一般情况（包括生命体征、饮食、睡眠、大小便、体重变化等）。

（3）注意评估疗效及药物不良反应（如有无锥体外系不良反应、心动过速、过度镇静等）、物理治疗不良反应（如 MECT 的患者应注意有无肌肉酸痛、记忆力下降等）等，做好初步记录，及时整理并在病程记录中有所反映。

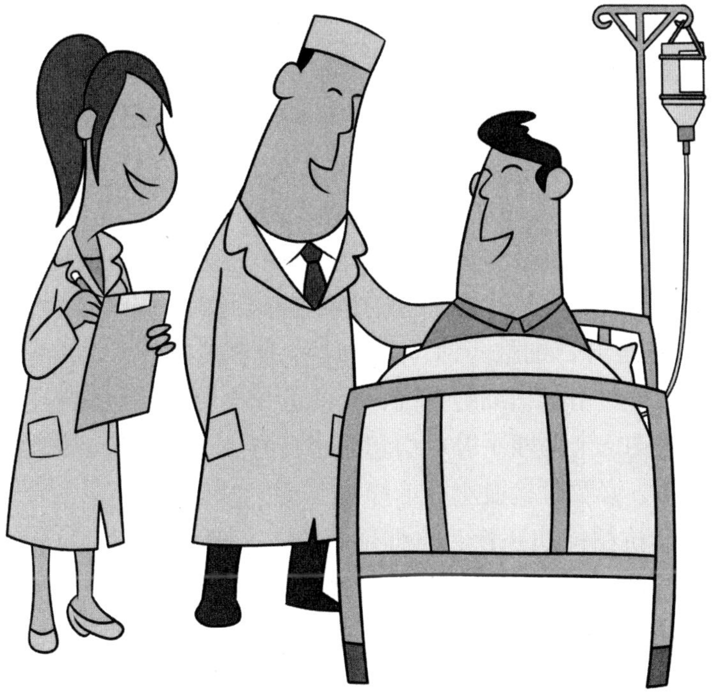

（4）须记录家属反映的患者病情，患者及其家属是否配合治疗，是否做出有悖于治疗的行为。

（5）及时记录上级医生的查房分析、指示，医嘱的调整，异常结果的分析等。

四、注意事项

（1）尊重和保护患者隐私，尊重患者人格。

（2）对于有冲动伤人风险的患者，应注意保护自身安全。

（3）应及时向上级医生汇报患者的病情变化、异常辅助检查结果等。

（4）应及时做好相关记录，及时整理查房时的记录信息，及时书写查房记录。

第三节 常见辅助检查报告异常的分析及处理

精神药物可以引起多方面的不良反应。对于使用各种精神药物的患者，应密切监测实验室检查指标。现将精神药物引起的各种常见不良反应的实验室检查结果异常及其处理归纳如下：

（1）血常规。抗精神病药物尤其是氯氮平可引起粒细胞减少甚至缺乏。粒细胞减少是指外周血中性粒细胞绝对计数，成年人小于 $2.0\times10^9/L$，在10岁及以上的儿童小于 $1.8\times10^9/L$，或10岁以下的儿童小于 $1.5\times10^9/L$。粒细胞缺乏是指外周血中性粒细胞绝对计数小于 $0.5\times10^9/L$。出现上述情况应减药或停药，一般情况下不应再选择引起粒细胞减少或缺乏的抗精神病药物，同时应给予鲨肝醇、地榆升白片、维生素 B_4 等升白细胞药物，必要时可予非格司亭、瑞白等粒细胞集落刺激因子治疗。碳酸锂可引起白细胞升高，因此适用于伴有情绪障碍且出现白细胞减少的患者。丙戊酸钠、卡马西平等可引起血小板减少，严重患者可给予升血小板药物或停用上述药物，必要时输血小板治疗。

（2）肝功能。抗精神病药物、抗抑郁药物、心境稳定剂、抗焦虑药物等各种精神药物均可能引起药源性肝损，主要表现为ALT、AST升高，有些甚至可引起黄疸，表现为胆红素升高。对于轻度的肝功能异常，可继续用药，并给予多烯磷脂酰胆碱、复方甘草酸苷、葡醛内酯等护肝药物治疗。对于重度肝功能异常患者，应考虑换药，并加强护肝治疗，对有黄疸的患者可予退黄治疗。

（3）肾功能。抗精神病药、抗抑郁药、心境稳定剂、抗焦虑药等各种精神药物均可能引起肾功能受损，主要表现为血肌酐及尿素氮升高，可酌情予以减药或换药治疗。

（4）血糖。抗精神病药物可引起空腹血糖、餐后血糖升高、糖耐量异常等，可引起胰岛素抵抗，主要表现为血浆胰岛素水平升高。对于出现上述异常的患者，一般应考虑换用其他对糖脂代谢影响较小的抗精神病药物，并督促患者调整饮食结构、生活方式、低糖饮食、适当运动等，必要时可予以适量二甲双胍、格列齐特、格列苯脲、阿卡波糖等降糖药物或胰岛素治疗。

（5）血脂。抗精神病药物可引起甘油三酯、胆固醇等血脂指标异常。对于出现上述异常的患者，一般应考虑减药或换用其他对糖脂代谢影响较小的抗精神病药物，并督促患者调整饮食结构、生活方式、低脂饮食、适当运动等。

（6）血清催乳素。抗精神病药物可引起血清催乳素水平升高，主要和药物阻断下丘脑结节漏斗通路的多巴胺受体有关，可予溴隐亭治疗。有研究发现，阿立哌唑可以降低利培酮引起的催乳素升高。对于使用抗精神病药物引起催乳素升高，而且精神症状未控制的患者，可考虑尝试阿立哌唑治疗。必要时可考虑减药或换药。

（7）甲状腺功能。喹硫平可引起轻微的、与剂量相关的甲状腺激素水平下降，尤其是总 T_4 和游离 T_4，几乎所有患者在停用喹硫平后总 T_4 和游离 T_4 可以恢复。碳酸锂也可引起甲状腺功能减退。甲状腺功能降低较明显的患者可补充甲状腺素，必要时可减药或换药。

（8）心电图。抗精神病药物和抗抑郁药物常会引起各种心律失常，如心动过速、心动过缓、T 波倒置、房室传导阻滞、QTc 间期延长等。对于男性，正常 QTc 间期少于 430 毫秒，临界值为 430 ～ 450 毫秒，超过 450 毫秒则属于 QTc 间期延长。对于女性，正常 QTc 间期少于 450 毫秒，临界值为 450 ～ 470 毫秒，超过 470 毫秒则属于 QTc 间期延长。QTc 间期延长可引起尖端扭转型室速，可导致患者猝死，须引起重视。出现明显的 QTc 间期延长时应停用诱发 QTc 间期延长的药物。对于各种心律失常的患者，应注意纠正水电解质紊乱。对于明显心动过速的患者，可予 β 受体阻滞剂如普萘洛尔等对症处理。对于心电图有异常改变的患者，可考虑加用心肌营养药物治疗。

（9）脑电图。抗精神病药物（尤其是氯氮平）、三环类和四环类抗抑郁药物、安非他酮等都可能降低癫痫发作阈值，脑电图可能会出现相应的异常改变。对于诱发癫痫发作的药物，应减量或停用，同时加用丙戊酸钠、奥卡西平等抗惊厥药物治疗。

第四节 病例讨论

一、注意事项

病例讨论是检验理论知识及临床技能掌握程度，培养临床思维的必需过程，应予以重视。病例讨论对于实习医生来说，应注意以下几方面：

（1）实习医生在参加病例讨论前，收到病例讨论资料后，应预先查阅病历，检查患者，复习相关的理论知识，查阅文献以备发言。

（2）讨论时应实事求是地对待客观临床资料，尊重事实，认真观察，综合分析。

（3）讨论发言要结合国内外有关文献，力求联系实际，解决本病例存在的具体问题。

（4）在正式讨论前，实习小组应进行小组讨论，集思广益地来分析病例，提出诊断、鉴别诊断和治疗计划。小组讨论时，应敢于大胆地提出自己对诊治的看法，特别是有不同的意见。

（5）在正式讨论过程中，要注意仔细听主管医生的病史汇报，对有疑问的地方应及时提问。在上级医生进行精神检查的过程中，实习医生应注意仔细倾听及观察患者，进一步完善自己的诊疗分析。提出自己的诊疗思路，以培养自己独立的临床思维能力。

二、病例讨论的归纳总结

（1）总结病例特点。可以从以下几方面进行归纳总结：

a. 患者性别、年龄、起病方式（急性、亚急性、慢性）、病程、病程特点（发作性、进行性加重）。

b. 根据现病史把其主要症状群（抑郁、躁狂、焦虑、幻觉、妄想，等等）提炼出来。

c. 提炼其他病史中的阳性资料。

d. 找出体格检查和神经系统检查的阳性发现。

e. 总结入院时精神检查发现的阳性症状与阴性症状。

f. 仔细分析辅助检查的阳性发现。

g. 讨论当天精神检查的情况。

（2）提出诊断和诊断依据。根据病例特点，结合症状标准、严重程度标准、病程标准、排除标准进行综合分析后提出。

（3）提出鉴别诊断和鉴别诊断依据。一般要求至少 3 个及以上鉴别诊断，分析支持点、不支持点及结论。注意鉴别诊断应围绕患者的临床表现进行，不可参照教科书中的鉴别诊断罗列不相关的疾病进行鉴别诊断。

（4）对诊疗方案提出意见。包括拟完善的相关检查、拟使用的药物或物理治疗等及其目的、目前治疗方案是否需要修正及原因等。

二、病例讨论的分析思路

在上述分析过程中，应注意先提炼出患者的临床特点，接着提出一组可能的疾病作为鉴别对象，尽可能包括所有可能的疾病，以免漏诊或误诊，但不可罗列无明显相关性的疾病。对提出的需要鉴别的疾病，应根据疾病表现出来的共性和个性进行鉴别，逐一排除可能性较小的疾病，留下一个或几个可能性较大的疾病。在筛选留下来的疾病中，首先考虑常见病、多发病的诊断，只有在上述疾病不能圆满解释病情时，才能考虑少见病或罕见病，这种选择原则符合概率分布的基本原则，可以减少误诊的机会。疾病的临床表现要尽可能用“一元论”来解释，就是尽量用一个疾病去解释多种临床表现。但如果确实几种疾病同时存在，那么也应实事求是，分清主次和轻重缓急，进行共病诊断，不必勉强用“一元论”来解释。

第五节　会诊单的书写

会诊单（含会诊意见）是指患者在住院期间因出现其他专科的病情，需要其他科室医生协助诊疗时，分别由申请医生和会诊医生书写的记录。会诊记录包括申请会诊记录和会诊记录。

申请会诊记录应当简要说明患者病情及诊疗情况、申请其他科室会诊的原因［包括疾病诊断、主要症状、体征、辅助检查结果、既往诊疗情况及疗效、目前情况（有无治疗、疗效如何等）］及目的（须协助解决什么问题），申请会诊医生签名。

普通会诊单会诊医生写“各大医生”，点名会诊应写清楚点名医生的“姓名＋职称”，申请会诊的医生职称应与被点名会诊医生的职称相当，点名会诊一般须提前与会诊医生取得联系，以免因工作繁忙遗漏会诊造成不必要的麻烦甚至医疗纠纷。

第六节 实习医生值班须知

（1）按实习医生值班表安排轮值，值班时须坚守岗位。

（2）如遇到特殊情况需要换班，应提前与同一批次的其他实习医生换班。在征得教研室老师的同意后方可换班，换班的实习医生须在各个病区的实习医生值班表上提前修改。

（3）值班当天须清楚当天值班的各级值班医生（包括跟值、一值、二值等）的姓名、联系方式，以便及时联系及汇报病情等。

（4）值班当天须服从一值医生的工作安排，在指定病区值班，在值班医生的指导下协助值班医生处理值班的相关事项。

（5）值班时不可单独处理患者的病情及向患者及其家属解释病情。必要时，在向上级医生汇报后并在上级医生的指导下方可处理患者的病情。

（6）值班时须清楚值班所在病区的危重患者（特别是有严重器质性疾病的患者）的基本情况，有自杀、自伤、冲动伤人等危险行为的患者的情况也须掌握。须向所在病区的医生护士了解哪些患者需要重点关注，并及时查阅患者的病历资料，以便有紧急情况时及时向上级医生汇报情况及处理。

（7）值班时应主动跟随上级医生查看并处理患者病情。

（8）应熟悉我科值班常见的处理事项，如常见药物不良反应的表现及处理、常见器质性疾病的处理、常见危急情况的处理（如患者出现冲动伤人、自伤、自杀、毁物、走失等）和失眠的一般处理等。

另外须注意，精神科的诊断是一个排除性诊断，首先要排除有无器质性疾病；精神障碍患者也可合并器质性疾病。患者出现躯体不适时，不能先入为主地考虑就是精神问题，应注意分析有无器质性疾病的可能，仔细了解病史，仔细体查，查看病例资料，了解既往有无器质性疾病病史，完善必要的相关辅助检查，认真分析病情及妥善处理，以免贻误患者的诊治，造成严重后果。

第七节　和上级医生沟通的原则

实习是学习做一名合格医生的必需过程。实习医生和上级医生进行恰当的沟通很重要，应端正态度，尊重医护人员，并注意沟通时的用语和语气。

实习医生进入临床实习工作中，既是学习，也是工作。首先应该以医生的标准严格要求自己，对患者、对工作负责，应保质保量地完成上级医生布置的各项工作任务，在工作过程中培养自己的临床思维与能力。如工作任务超出实习要求或自己的能力范围，应委婉地表达自己的意见，必要时可通过科室的教辅老师或教学秘书向上级医生提出意见。

应充分发挥学习的主动性，有疑问及时向上级医生提出，但应注意有些涉及病情的问题不宜在患者或其家属面前提出。在与上级医生沟通时，态度应谦虚，语气应和缓，不可以以刁难或考验上级医生的态度和语气跟上级医生沟通。只有尊重和理解别人，才能得到别人的尊重和理解。

如有特殊情况需要请假，应提前向上级医生说明情况。如果情况紧急，无法提前请假，可委托其他同学代为请假，或通过短信、微信等方式说明原因，事后补办相关请假手续。只有和上级医生保持良好的沟通，才能在实习阶段保持良好的心态，完成实习任务。

（郑俩荣）

第八章

精神科常见治疗方法

精神障碍的病因迄今未明，但主要可能与遗传、大脑的结构或功能异常、社会心理因素等有关。目前精神障碍的治疗主要分为药物治疗、心理治疗、物理治疗等几大类。药物治疗是精神障碍治疗的重要组成部分，特别是针对严重的精神障碍，药物可以帮助患者控制其精神症状。心理治疗是治疗精神障碍的主要手段之一，精神科专业医生或心理治疗师通过心理学的基本理论和技术，促进患者做出积极的改变，使患者的不良情绪、错误认知、异常行为得到改善，促进患者人格的成熟与完善。物理治疗也在各种精神障碍的治疗过程中被广泛应用，主要包括电休克治疗、经颅磁刺激治疗等。

第一节 药物治疗

一、精神药物的概述

精神药物是指对中枢神经系统具有高度亲和力，能改善患者认知、情感和行为的药物。按照精神药物（psychotropic drugs）的临床作用特点可将其分为六大类：①抗精神病药（antipsychotics）；②抗抑郁药（antidepressants）；③心境稳定剂（mood stabilizers）或抗躁狂药（antimanic drugs）；④抗焦虑药（anxiolytic drugs）；⑤中枢神经兴奋药（psychostimulants）；⑥促智药或脑代谢促进药（nootropic drugs）。

二、抗精神病药

（一）概述

抗精神病药（antipsychotic drugs）是指主要用于治疗精神分裂症以及其他具有幻觉、妄想等精神病性症状的精神障碍的药物。可分为两大类：

（1）第一代抗精神病药，又称神经阻滞剂（neuroleptics）、多巴胺受体阻滞剂、传统抗精神病药、典型抗精神病药。其主要通过阻断中枢多巴胺 D_2 受体而起到控制幻觉、妄想等阳性症状的作用，但对阴性症状如思维贫乏、情感淡漠、意志缺乏的疗效欠佳。按临床作用特点，此类药物可分为低效价和高效价两类：前者以氯丙嗪为代表，效价低，治疗剂量较大，镇静作用强，锥体外系不良反应较小，但抗胆碱能作用明显，对心血管和肝脏毒性较大；后者以氟哌啶醇为代表，效价高，治疗剂量较小，抗幻觉妄想作用突出，镇静作用较弱，对心血管和肝脏毒性小，但锥体外系不良反应较大。

（2）第二代抗精神病药，又称非典型抗精神病药、非传统抗精神病药、新型抗精神病药物等。第二代抗精神病药物不单可以控制幻觉、妄想等阳性症状，还可以控制思维贫乏、情感淡漠、意志缺乏等阴性症状，与第一代抗精神病药物相比，较少引起锥体外系症状和催乳素水平升高。常见的有利培酮、帕利哌酮、氯氮平、奥氮平、喹硫平、氨磺必利（amisulpride）、齐拉西酮（ziprasidone）、阿立哌唑（aripiprazole）等。

（二）治疗作用

抗精神病药的治疗作用主要包括：

（1）抗精神病，即控制幻觉、妄想的作用（治疗阳性症状）和激活作用（治疗阴性症状）。

（2）非特异性镇静。

（3）预防疾病复发。

（三）适应证

抗精神病药主要用于治疗精神分裂症和预防精神分裂症的复发，用于治疗其他具有精神病性症状的非器质性或器质性精神障碍，控制躁狂发作。

（四）禁忌证

抗精神病药的禁忌证包括严重的心血管疾病、严重的呼吸系统疾病、严重的肝脏疾病、严重的肾脏疾病、严重的中枢神经抑制、骨髓抑制、青光眼及对该药物过敏等。

（五）不良反应及其处理

抗精神病药对 D_2、α_1、M_1、H_1 等多种受体有阻断作用，可引起多种药物不良反应。有些药物不良反应患者耐受后可自行缓解，无须处理。如药物不良反应较明显，一般均可考虑减药或换药，有些也可给予辅助药物对症处理。抗精神病药的不良反应包括：

（1）锥体外系反应，可分为四大类：

a. 类帕金森综合征：最为常见，主要表现为运动过缓、肌张力高、静止性震颤、佝偻姿势、慌张步态、面具脸等。处理：服用抗胆碱能药物盐酸苯海索，剂量范围 2 ～ 12 毫克/日。抗精神病药加量时应缓慢或使用最低有效剂量。但是，常规使用抗胆碱能药物并不能预防锥体外系不良反应发生。

b. 静坐不能（akathisia）：主要表现为激越、坐立不安、反复走动或原地踏步。处理：苯二氮䓬类药和β受体阻滞剂，如普萘洛尔等有效，通常抗胆碱能药无效。

c. 急性肌张力障碍（acute dystonia）：主要表现为双眼上翻、斜颈、吐舌、张口困难、面部痉挛、角弓反张等。处理：肌注东莨菪碱可缓解，单次剂量为0.3毫克。也可加用抗胆碱能药，如盐酸苯海索治疗。

d. 迟发性运动障碍（tardive dyskinesia，TD）：以不自主的、刻板式运动为特征，常见于口唇、舌、面颊等部位，睡眠时可消失，情绪激动时加重。处理：尚无有效治疗方法，关键在于预防，出现时应减药或换药，维生素E、非那根可以减轻迟发性运动障碍症状。抗胆碱能药物会促进和加重迟发性运动障碍症状，应避免使用。

（2）过度镇静：主要表现为头晕、嗜睡、乏力等，通常可逐渐耐受而缓解，一般无须处理。

（3）抗胆碱能不良反应：表现为口干、视力模糊、便秘、排尿困难等，严重者可出现尿潴留、麻痹性肠梗阻等，尤其是抗精神病药物合并抗胆碱能药物及三环类抗抑郁药物治疗时更易发生。处理：对于便秘患者，应督促其多进食含膳食纤维较高的食物，可予通便药对症处理，必要时灌肠。对于麻痹性肠梗阻，可予解痉、胃肠减压、通便、刺激肠蠕动等处理，抗精神病药物应酌情减量或停用。对于排尿困难的患者，可用持缓的流水声诱导排尿，或予热敷膀胱区促进排尿，或肌注新斯的明0.5毫克，如仍无效，考虑导尿。

（4）α肾上腺素能阻滞不良反应：表现为体位性低血压、反射性心动过速以及射精的延迟或抑制。体位性低血压表现为在改变体位如由座位突然站立或起床时，出现血压下降而导致晕厥、乏力、摔倒。应嘱咐患者起床或起立时动作要缓慢。处理：让患者保持头低脚高位，卧床休息，一般可自行缓解；严重者可予去甲肾上腺素、间羟胺等升压，禁用肾上腺素。

（5）内分泌的不良反应：主要表现为催乳素分泌增加，以及雌激素和睾酮水平的变化。催乳素升高可引起女性患者闭经、泌乳和性快感缺失，引起男性患者勃起困难、抑制射精、性欲丧失等。处理：可予溴隐亭治疗。有研究发现，阿立哌唑可以降低利培酮引起的催乳素升高。

（6）代谢不良反应：可引起体重增加、高脂血症、胰岛素抵抗、糖耐量异常，甚至糖尿病。应督促患者调整饮食结构和生活方式，低糖低脂饮食，适当运动。

（7）肝脏不良反应：可引起谷丙转氨酶（ALT）和谷草转氨酶（AST）升高。

一般患者无自觉症状，轻者不必停药，必要时可合并护肝治疗；重者或出现黄疸者应立即停药，加强护肝或退黄治疗。

（8）心脏不良反应：可引起心动过速、心动过缓以及各种心律失常如T波改变、ST-T改变、QTc间期延长等。心动过速可予β受体阻滞剂，如普萘洛尔等治疗。心律失常可对症处理，注意保持水电解质平衡，可加用心肌营养药治疗。

（9）癫痫发作：抗精神病药可降低癫痫发作阈值而诱发癫痫，多见于氯氮平、氯丙嗪治疗时。处理：可减药或换药，加用抗惊厥药物，如丙戊酸钠等治疗。

（10）粒细胞缺乏：属严重不良反应，较罕见。使用氯氮平的发生率较其他抗精神病药高。如果基础白细胞计数低，应避免使用氯氮平、氯丙嗪等。应用这些药物时应常规定期检测血象。处理：应减药或停药，同时应给予鲨肝醇、地榆升白片、维生素 B_4 等升白细胞药物。必要时可予非格司亭、瑞白等粒细胞集落刺激因子治疗。碳酸锂可引起白细胞升高，因此，适用于伴有情绪障碍且出现白细胞减少的患者。

（11）恶性综合征：（malignant syndrome）：是严重的不良反应。临床特征：意识障碍、高热、肌肉强直和自主神经功能紊乱，实验室检查可发现肌酸磷酸激酶升高。最常见于氟哌啶醇、氯丙嗪等传统抗精神病药物治疗，尤其是药物加量过快、剂量过高时。处理：立即停用所有抗精神病药物，给予物理降温、补液、纠正水电解质紊乱等对症支持治疗。

（六）常用药物

（1）氯丙嗪：既有控制幻觉、妄想作用，又有较强的镇静作用，多为口服给药。注射制剂可用于快速有效地控制患者的兴奋和急性精神病性症状。常见不良反应有体位性低血压、抗胆碱能反应、过度镇静。

（2）氟哌啶醇：可控制幻觉、妄想，小剂量也可用于治疗儿童注意缺陷与多动障碍及抽动秽语综合征。注射制剂常用于处理精神科的急诊问题，也可用于老年患者或伴有躯体疾病的兴奋躁动的精神病患者。主要不良反应为锥体外系不良反应。长效制剂的锥体外系不良反应相对较轻。

（3）奋乃静：有控制幻觉、妄想作用。可用于老年患者或伴有心、肝、肾、肺等脏器疾病的患者。主要不良反应为锥体外系症状。自主神经不良作用较少。

（4）舒必利：治疗精神分裂症需要较高剂量。静脉滴注可以用于缓解患者的紧张性症状。主要不良反应为泌乳、闭经、性功能减退、体重增加等。

（5）五氟利多：为口服长效制剂，每周给药1次。该药碾碎后易溶于水，无色无味，给药方便，在患者家属协助下常用于不配合治疗的患者。主要不良反应为锥体外系症状，偶发抑郁及迟发性运动障碍。

（6）利培酮：对阳性症状、阴性症状、情感症状疗效均较好，长期维持治疗、预防复发的疗效也优于传统药物。有剂量小、用药方便、耐受性较好的优点。主要不良反应为头晕、激越、失眠以及泌乳、闭经等，镇静作用、抗胆碱能作用小，较大剂量可出现锥体外系不良反应。

（7）帕利哌酮：即九羟利培酮，是利培酮在体内经过肝脏代谢后的产物。可用于控制阳性症状、阴性症状、情感症状等。不良反应与利培酮类似。

（8）氯氮平：推荐用于治疗难治性病例，不可作为一线药物使用，不良反应较多，主要有体重增加、心动过速、便秘、排尿困难、流涎等，还可引起体温升高、癫痫发作，且粒细胞缺乏症发生率相对其他抗精神病药要高，但几乎不引起锥体外系不良反应及迟发性运动障碍。

（9）奥氮平：对精神分裂症和其他有严重阳性症状或阴性症状的精神疾病的急性期和维持治疗均有较好的疗效，耐受性较好。主要不良反应为嗜睡、乏力、头晕、便秘、体重增加等。

（10）喹硫平：有效剂量范围较宽，对阳性症状、阴性症状、情感症状等均有疗效，耐受性较好。主要不良反应为嗜睡、头晕、乏力、体位性低血压等。

（11）氨磺必利：低剂量对精神分裂症的阴性症状有效，高剂量对阳性症状更为有效。主要不良反应为锥体外系不良反应、高泌乳素血症、激越、焦虑、失眠等。

（12）齐拉西酮：用于治疗精神障碍的阳性症状、阴性症状、认知症状和情感症状。常见不良反应有头晕、困倦、嗜睡、恶心、心动过速、锥体外系不良反应及体位性低血压。对体重、血糖没有明显影响，但可能延长 QTc 间期。

（13）阿立哌唑：用于治疗精神障碍的阳性症状、阴性症状、攻击症状、认知症状和情感症状。常见不良反应有头晕、头痛、恶心、呕吐、静坐不能、激越等，引起体重、血糖、血脂升高的风险相对较小。

三、抗抑郁药

（一）概述

抗抑郁药（antidepressant drugs）是一类治疗各种抑郁状态，但不会提高正常人情绪的药物。抗抑郁药大致分为四类：

（1）单胺氧化酶抑制剂（monoamine oxidase inhibitors，MAOIs）。

（2）三环类抗抑郁药（tricyclic antidepressants，TCAs），包括在此基础上开发

出来的四环或杂环类抗抑郁药。

（3）选择性5－羟色胺再摄取抑制剂（selective serotonin reuptake inhibitors，SSRIs）。

（4）其他递质机制的抗抑郁药。前两类属传统抗抑郁药物，后两类为新型抗抑郁药物。SSRIs、其他递质机制的新型抗抑郁药为一线抗抑郁药。

（二）治疗作用

抗抑郁作用。部分抗抑郁药对强迫、惊恐和焦虑情绪有治疗效果。

（三）常见药物

（1）三环类抗抑郁药（TCAs）。TCAs代表性药物有丙米嗪、氯米帕明、阿米替林、多塞平等，适用于治疗各类以抑郁症状为主或伴有抑郁症状的精神障碍，如抑郁症、伴有抑郁症状的精神分裂症等；还可以用于治疗焦虑症、惊恐发作和恐惧症。小剂量丙米嗪用于治疗儿童遗尿症，氯米帕明常用于治疗强迫症。严重心脏、肝脏、肾脏疾病、青光眼、前列腺肥大、粒细胞减少、妊娠头3个月禁用TCAs。TCAs不良反应包括口干、视物模糊、便秘、排尿困难等抗胆碱能不良反应，头晕、乏力、嗜睡等过度镇静不良反应，可引起体位性低血压、心律失常等心血管不良反应，还可引起体重增加、性功能障碍。另外，TCAs可有肝毒性作用等。TCAs不良反应的处理原则及方法基本上同抗精神病药。

（2）选择性再摄取抑制剂（SSRIs）。SSRIs是一类新型抗抑郁药。目前常用于临床的SSRIs有6种：氟西汀、帕罗西汀、舍曲林、氟伏沙明、西酞普兰、艾司西酞普兰。

这类药物的适应证包括抑郁症、强迫症、惊恐障碍和神经性贪食等。其抗抑郁作用与TCAs相当，但对严重抑郁的疗效可能不如TCAs；半衰期长，多数只需每日给药1次，疗效在停药较长时间后才逐渐消失；与其他抗抑郁药联用可增强疗效，但应避免与MAOIs合用。不良反应主要包括恶心、腹泻、失眠和性功能障碍，心血管和抗胆碱不良反应较轻微，可慎用于前列腺肥大和青光眼患者，少量时较安全。

（2）5－羟色胺与去甲肾上腺素（NE）再摄取抑制剂。代表药物有文拉法辛和度洛西汀。文拉法辛起效较快，低剂量时作用与SSRIs类似，可用于迟滞、睡眠过多、体重增加的非典型抑郁，中至高剂量用于严重抑郁和难治性抑郁的患者。低剂量时不良反应与SSRIs类似，如恶心、激越、失眠、性功能障碍等；中至高剂量时不良反应还可引起高血压。

（3）去甲肾上腺素能和特异性5－羟色胺能抗抑郁药。代表药物为米氮平，除抗抑郁作用外，还有较强的镇静和抗焦虑作用。不良反应包括体重增加、镇静，较少引起性功能障碍或恶心、腹泻等胃肠道反应。

（4）5－羟色胺2A受体拮抗剂及5－羟色胺再摄取抑制剂。代表药物有曲唑酮，镇静作用较强，适用于伴有焦虑、激越、睡眠障碍的抑郁患者，以及对SSRIs治疗不能耐受、出现性功能障碍或无效的抑郁患者。不良反应包括嗜睡、乏力、头晕、失眠、激越、恶心等。

（5）去甲肾上腺素与多巴胺（DA）再摄取抑郁剂。代表药物为安非他酮，适用于迟滞性抑郁、睡眠过多，还可用于认知缓慢或假性痴呆及对5－羟色胺能药无效或不能耐受者和注意缺陷障碍、戒烟、兴奋剂的戒断和渴求。常见的不良反应有失眠、头痛、恶心、出汗、坐立不安，可诱发癫痫发作。

四、心境稳定剂

（一）概述

心境稳定剂（mood stabilizers），或称情绪稳定剂，又称抗躁狂药物（antimanic drugs），是治疗躁狂以及预防双相情感障碍的躁狂或抑郁发作，但不会诱发躁狂或抑郁发作的一类药物。主要包括锂盐（碳酸锂）、某些抗癫痫药，如卡马西平、丙戊酸盐等，以及新一代抗精神病药，如奥氮平、利培酮和喹硫平等。

（二）适应证

躁狂或双相障碍的急性期治疗和维持期治疗。

（三）常用药物

（1）碳酸锂（lithium carbonate）。它是锂盐的一种口服制剂，为最常用的抗躁狂药物。碳酸锂的主要适应证是躁狂症，是目前治疗躁狂症的首选药物，对躁狂症和双相情感障碍的躁狂或抑郁发作也有预防作用。分裂情感性精神病也可用锂盐治疗。对精神分裂症伴有情绪障碍和兴奋躁动者，可以作为抗精神病药物治疗的增效药物。禁忌证包括低盐饮食、低钠、肾功能不全、急慢性肾炎、严重心血管疾病、重症肌无力。在妊娠前3个月禁用碳酸锂。用药后一般至少1周才能起效，6～8周可以完全缓解，此后应以有效治疗剂量继续巩固用药后治疗2～3个月。停药时应逐步缓慢进行。不良反应包括多尿、烦渴、腹泻、恶心、白细胞增多、体重增加、构音不清、记忆力问题、震颤、肾损害、心律不齐、低血压等。中毒症状包括粗大震颤、共济失调、腹泻、呕吐、过度镇静、意识障碍等。一旦过量中毒应立即停用锂盐，予一般对症支持治疗，予生理盐水或高渗钠盐促进锂排泄，或进行血液透析。

（2）抗癫痫药。有数种抗癫痫药物可以作为心境稳定剂使用。常用的是丙戊酸盐和卡马西平。近年开发的一些新型抗癫痫药，如加巴喷丁（gabapentin）、拉莫三嗪（lamotrigine）和托吡酯（topiramate）等也用于双相精神障碍的治疗。

a. 丙戊酸盐（valproate）：常用的有丙戊酸钠和丙戊酸镁。丙戊酸盐对躁狂症的疗效与锂盐相当，对混合型躁狂、快速循环型双相障碍以及锂盐治疗无效者可能疗效更好。肝脏和胰腺疾病者慎用，孕妇禁用。常见不良反应为镇静、脱发、胃肠道反应、共济失调、震颤、转氨酶升高等。

b. 卡马西平（carbamazepine）：对治疗急性躁狂和预防躁狂发作均有效，尤其对锂盐治疗无效的、不能耐受锂盐不良反应的以及快速循环发作的躁狂患者效果较好。卡马西平与锂盐合并应用可预防双相障碍患者复发，其疗效较锂盐与抗精神病药合用要好。禁忌证包括孕妇、白细胞减少、血小板减少、肝功能异常、青光眼、糖尿病、酒依赖，前列腺肥大者慎用。不良反应有视物模糊、口干、便秘等，皮疹较多见，严重者可出现剥脱性皮炎。

五、抗焦虑药

（一）概述

抗焦虑药（anxiolytic drugs）是主要用于消除或减轻焦虑、恐惧、紧张和具有镇静催眠作用的药物。抗焦虑药包括苯二氮䓬类、丁螺环酮、β 肾上腺素受体阻滞剂（如普萘洛尔）、单胺氧化酶抑制剂、三环类抗抑郁药、新型抗抑郁药和部分抗精神病药（小剂量使用）。

（二）苯二氮䓬类的治疗作用

苯二氮䓬类主要有 4 类药理作用：

（1）抗焦虑作用，可以减轻或消除焦虑不安、紧张、恐惧情绪等。

（2）镇静催眠作用，对初段（入睡困难）、中段（浅睡易醒）及末段（早醒）失眠均有改善作用。

（3）抗惊厥作用，可以抑制不同部位的脑部癫痫病灶的放电，使其不向外围扩散。

（4）骨骼肌松弛作用，通过抑制脊髓和脊髓上的运动反射所致。

（三）苯二氮䓬类的适应证和禁忌证

苯二氮䓬类既是抗焦虑药，也是镇静催眠药。临床上用于治疗各种类型的神经症、各种失眠以及各种躯体疾病伴发的焦虑、紧张、失眠、自主神经功能紊乱等症状，也可用于各种伴焦虑、恐惧、紧张、失眠的重症精神障碍，还可用于激越性抑郁、轻症抑郁的辅助治疗。另外，可用于治疗癫痫，也可用作酒精戒断症状的替代治疗。禁忌证有严重心血管疾病、肾病、青光眼、重症肌无力、妊娠头3个月、药物过敏、药物依赖、酒精及中枢抑制剂使用时。慎用于老年、儿童、分娩前及分娩中妇女。

（四）常见药物

（1）苯二氮䓬类。常见的苯二氮䓬类药物有地西泮、阿普唑仑、艾司唑仑、劳拉西泮、奥沙西泮、硝西泮、氯硝西泮等。对于有持续性焦虑和躯体症状的患者，适合选用长半衰期的药物，如地西泮。如果患者的焦虑症状呈波动性，应选择半衰期较短的药物，如奥沙西泮、劳拉西泮等。大剂量阿普唑仑具有抗抑郁作用，可用于伴抑郁的患者。对睡眠障碍常用硝西泮、艾司唑仑、氯硝西泮等。戒酒时，地西泮替代治疗较好。氯硝西泮对癫痫有较好的效果。缓解肌肉紧张可用劳拉西泮、地西泮、硝西泮。应注意避免两种甚至三种苯二氮䓬类药物合用。常见不良反应有嗜睡、头晕、乏力、注意力不集中、记忆力受损、运动的协调性减低等。苯二氮䓬类可产生耐受性，应用数周后疗效可能降低，需要调整剂量才能取得较好的效果。长期大量使用后可产生依赖性，包括躯体依赖、精神依赖，与酒精及巴比妥可发生交叉依赖。躯体依赖多发生在持续使用3个月以上者，短半衰期药物较易产生依赖。突然中断药物，可引起戒断症状。因此，苯二氮䓬类药物要避免长期使用，停药时应逐步缓慢停药。

（2）丁螺环酮（buspirone）。它是非苯二氮䓬类抗焦虑药。一般剂量下没有明显的镇静、催眠、肌肉松弛作用，无依赖性，起效比苯二氮䓬类慢。主要适用于广泛性焦虑症，也可用于伴有焦虑症状的强迫症、抑郁症、酒精依赖及冲动攻击行为。对惊恐发作疗效不如三环抗抑郁药，与其他镇静药物、酒精没有相互作用，不会影响患者的机械操作和车辆驾驶。不良反应有头晕、头痛、失眠、口干、胃肠功能紊乱等。

第二节 心理治疗

一、心理治疗的概述

（一）心理治疗的定义、主要理论流派

心理治疗是指受过专业训练的心理治疗师应用心理学的基本理论和技术，促使患者做出积极的改变，使患者的不良情绪、错误认知、异常行为得到改善，促进患者人格的成熟与完善。心理治疗有很多流派，包括精神分析治疗、行为治疗、患者中心治疗、家庭治疗、团体治疗、森田治疗等。

（二）心理治疗的共同因素

科学的心理治疗应该具备如下几个要素：

（1）由具有社会认可身份、受过专业训练的人员实施；

（2）在专门的医疗和心理卫生机构、场所实施；

（3）以助人、促进健康为目的，不损害患者身心健康和社会的利益；

（4）遵守技术规范和伦理原则，并符合法律的要求；

（5）掌握适应证和禁忌证，不滥用、误用；

（6）对治疗过程及其后果能够控制、查验，能及时发现和处理不良反应，能进行合理解释，不使用超自然理论；

（7）采用的方法有坚实的理论基础和循证研究依据。

二、精神分析治疗

（一）概述

精神分析治疗（psychoanalytic therapy）由奥地利精神病医生弗洛伊德于 19 世纪末创立，是根据精神分析的理论，运用精神分析技术，如分析阻抗、移情、反移情、释梦等，对患者潜意识中的心理冲突和不成熟的防御方式进行理解和调整，达到缓解症状，促进患者人格成熟的治疗目标的一种心理治疗手段。

（二）适应证

精神分析治疗的适应证主要有各种神经症、某些人格障碍以及心身疾病的某些症状。接受精神分析治疗的前提是具有相对完整的自我功能。精神分析不适合精神分裂症、重症抑郁、双相情感障碍等重症精神障碍患者，也不适合癔症发作期间伴有自我意识障碍者。

（三）经典的精神分析理论

1．潜意识理论

弗洛伊德把人的心理活动分为意识、前意识和潜意识三个层次。他把这三个层次形象地比喻为漂浮在大海上的一座冰山。

（1）意识（conscious）是指能被自我意识知觉的心理活动，如感知觉、思维、情绪、意志等，以及对各种外界刺激等的清晰感知。

（2）潜意识（unconscious）是指个体无法直接感知的那部分心理活动，一般包括不被外部现实、理智、道德接受的各种本能冲动、欲望和需求，或明显导致精神痛苦的过去事件。

（3）前意识（preconscious）是介于前两者之间，主要包括目前未被注意到的，或不在意识之中但通过自己集中注意或经过他人提醒，又能被带到意识层面的心理活动和过程。

2．人格结构理论

精神分析学说认为，人格由本我、自我和超我三部分构成。

（1）本我（id）是人格中最原始的部分，存在于潜意识深处。本我代表人生物性的本能冲动，主要是性本能和攻击本能。本我遵循“快乐原则”（pleasure principle），其要求倾向于即刻被满足。

（2）超我（superego）是类似于良心、良知、理性等含义，大部分存在于意识中。超我是人格中最具理性的部分，是人在长期社会生活过程中，将社会规范、道德观念等内化而成的。超我遵循“至善原则”（principle of ideal），对个人的动机及行为进行监督管制，使人格达到社会要求的完善程度。

（3）自我（ego）是人格结构中最重要的部分，大部分存在于意识中，小部分存在于潜意识中。自我遵循“现实原则”（reality principle），调节和控制本我的活动，使本我和超我保持平衡。

本我、超我、自我三部分相互作用。自我协调本我和超我，使两者之间保持平衡。如果自我无法调节两者之间的矛盾冲突时，就会产生各种精神障碍。

3．心理发展的阶段理论

弗洛伊德认为个人早期生活经验会对人格发展产生影响。他将人格形成分为五个时期：口欲期、肛欲期、性器期、潜伏期、青春期。他认为人格形成的每个时期都可能出现人格三部分之间的冲突，如果不能解决好，就可能出现人格障碍或精神障碍。

4．自我防御机制理论

自我防御机制是自我为了对抗潜意识冲突及其所诱发的焦虑，而形成的自动起作用、无意识的一些心理手段，包括压抑、否认、投射、内向投射、退化、转换、合理化、升华。防御机制在自我功能降低时，可以上升到意识层面，此时就可能是病理性的。

（四）精神分析治疗的基本技术

（1）自由联想（free association）。治疗者要求患者毫无保留、无所顾忌地说出想说的一切，甚至可以是一些奇怪的、荒谬的或不好意思说的想法。

（2）释梦（dream interpretation）。梦的内容与被压抑在潜意识中的内容存在某种联系。精神分析治疗师须对梦境做特殊的解释，引导患者将梦中不同的内容进行自由联想，以揭示梦境的真正含义。

（3）阻抗（resistance）。在自由联想过程中，患者在谈到某些关键问题时所表现出来的自由联想困难，是潜意识本能地阻止被压抑的心理冲突重新进入意识。当患者出现阻抗时，往往已经触及其心理症结之所在。

（4）移情（transference）。患者在回忆往事的会谈过程中，可能将治疗师看成与其心理冲突有关的过去的某人，将自己对某人的态度、幻想等情感不自觉地转移到治疗师身上，从而有机会重新“经历”往日的情感，这就是移情。移情按照患者表达是正面还是负面的情绪可以分为正移情和负移情。治疗师通过揭示移情的意义，帮助患者进一步认识自己的行为、态度，给予恰当的疏导，使移情成为治疗的动力。

（5）反移情。治疗师在与患者交流的过程中，也会对患者产生情绪反应，将自己在生活中对他人的情绪投射到患者身上，对患者产生相同的情感反应。

（五）精神分析治疗过程简介

1．精神分析治疗的设置

精神分析治疗应在相对标准化的治疗设置下进行，包括固定的治疗场所、治疗的频率、每次治疗的时间、预约方式和费用等。治疗之前应先向患者讲明治疗的条件，患者应遵守的基本原则。经典的精神分析治疗所需时间较长，每次 50 ～ 60 分钟，每周 3 ～ 5 次，一般需要 300 ～ 500 次。因此治疗过程少则半年，长则 2 ～ 4 年。

2. 治疗开始

接受治疗的患者在安静的环境里半躺在舒适的沙发椅上，放松身体，自由而随意地联想、回忆。治疗师坐在患者头部后方，以避免让患者看见其面部而引起情绪反应，但治疗师又可以随时倾听和观察患者。

治疗师认真倾听患者的自由联想，仅在必要时偶然问问题或做解释。当患者无话可谈时，治疗师应进行适当的引导，使谈话继续下去，直至约定时间为止。

3. 治疗的深入

以阻抗和移情的出现为特点。治疗师在倾听患者的自由联想时，要努力发现阻抗之所在，观察和体验来自患者的移情反应，并从自由联想和梦的分析中形成精神分析的诊断。

4. 结束前的分析

在精神分析诊断基础上，通过分析患者的阻抗、移情及梦的内容，形成干预的思路。重点是对移情的修通和解释。最后，患者能以现实的态度，接受自己的过去和现在，更客观地、理性地重新认识自己，恢复来自内在的安全感、自尊、自信，接受治疗的结束，并将治疗中的建设性因素带到未来的生活中，使症状得以消除，人格得以成长。

三、行为治疗

（一）概述

行为（behavior）在心理学中有狭义和广义之分。狭义的行为是指可以直接观察的那部分个体活动。广义的行为是指个体内在的和外在的各种形式的运动，也包括意识、主观体验等心理活动和内脏活动。

行为学习理论（warning theories of behavior）：行为主义心理学认为，人的正常的或病态的行为（包括外显行为及其伴随的心身反应），都可通过学习而形成。学习是支配人的行为和影响身心健康的重要因素。如果对行为学习的各环节进行干预，可以矫正问题行为，治疗和预防一些疾病。

行为治疗（behavior therapy）是建立在行为学习理论基础之上，用于帮助患者消除或建立某些行为，从而达到治疗目的的一种心理治疗方法。

行为治疗的基本原则包括三方面：①通过行为分析确立患者的靶症状或靶行为，明确治疗的目标；②循序渐进，先给一些简单的练习作业，再逐步过渡到复杂的练习作业，让患者在处理简单问题的过程中获得信心，再处理较复杂的问题；③强调实践或练习，通过反复练习，达到治疗目的，则表明治疗成功，如果没有达到治疗目的，则需要进一步分析和认识可能存在的问题，重新考虑治疗方案。

（二）适应证

行为治疗的目标是可观察到的外在行为或可具体描述的心理状态。适用于可以比较客观地观察和了解的心理或行为问题，不适用于比较抽象的或性质模糊的问题。行为治疗的适应证一般包括：

（1）恐惧症、强迫症及焦虑症等神经症。

（2）神经性厌食、神经性贪食、神经性呕吐及其他进食障碍。

（3）性功能障碍。

（4）性心理障碍。

（5）冲动控制障碍。

（6）儿童期心理发育障碍。

（7）烟酒及药物依赖等。

（8）心身疾病。

（三）经典条件反射

（1）实验与解释。20 世纪初，巴甫洛夫（Pavlov Ⅱ，1849—1936）提出的经典条件反射就是将某一中性环境刺激反复与非条件刺激（UCS）相结合，经强化后最终成为条件刺激（CS），引起了原本只有非条件刺激才能引起的行为反应（CR）。

（2）经典条件反射的特点。

a. 强化（reinforcement），是指环境刺激对个体的行为反应产生促进作用。两者结合的次数越多，条件反射形成就越巩固。

b. 泛化（generalization），是指某些与条件刺激相近似的刺激也可引起条件反射。

c. 消退（extinction），是指非条件刺激长时间不与条件刺激结合，导致已经建立起来的条件反射消失的现象。

（四）操作条件反射

（1）实验与解释。操作条件反射理论来自斯金纳（B. F. Skinner，1904—1990）等人的实验。如果当行为反应（R）（如压杠杆行为或回避行为）出现后总能获得某种刺激结果（S）（食物刺激或取消电击），则个体就可以逐渐学会对行为反应（R）的操作，这就是操作条件反射（operant conditioning）。由于操作条件反射是借助对工具操作的学习而形成，故也称为工具操作条件反射（instrumental conditioning）。

（2）操作条件反射的类型。在实验中，行为反应后的结果刺激既可以是积极、愉快的，也可以是消极、痛苦的。这些刺激可以从无到有，逐渐增强；也可以从有到无，逐渐减弱。根据操作条件反射中个体行为之后刺激的性质和行为变化规律的不同，可将操作条件反射分为以下几种情况：

a. 正强化（positive reinforcement）：指个体行为的结果导致了积极刺激增加，从而使该行为增强。

b. 负强化（negative reinforcement）：指个体行为的结果导致了消极刺激减少，从而使该行为增强。

c. 消退（extinction）：指行为的结果导致了积极刺激减少，从而使行为反应减弱。

d. 惩罚（punishment）：指行为的结果导致了消极刺激增加，从而使行为反应减弱。

e. 社会学习理论：美国心理学家班杜拉（Albert Bandura）创建的社会学习理论。社会学习理论认为，大量的人类行为并不是通过条件反射作用获得的，而是通过观察学习或模仿学习获得的。观察学习的动机决定了某一项模仿能否付诸实际行动。社会学习是社会成员在社会引导下用被社会认可的方式去活动。

（五）常用治疗方法

（1）系统脱敏疗法（systematic desensitization）。系统脱敏疗法由 J. Wolpe 所创立，用于治疗焦虑障碍患者。治疗师先帮助患者建立与不良行为反应相对抗的松弛条件反射，然后，将习得的放松状态用于抑制接触引起这种行为的条件刺激而引起焦虑反应，使不良行为逐渐消退（脱敏）。系统脱敏包含放松训练、焦虑分级和脱敏治疗三个步骤。

a. 放松训练：主要采取使肌肉放松的方法，最常用的是渐进性放松技术。放松可以产生与焦虑反应相反的生理和心理效果，如心率减慢、呼吸平缓、肌肉松弛以及心境平静等。

b. 焦虑分级：对引起患者不良行为反应（如焦虑、恐惧）的情境刺激做详细的等级划分，一般按由弱到强分为 10 个等级。

c. 脱敏治疗：完成上述两个步骤后，按上述等级次序从轻到重进行脱敏训练，让患者想象或接触等级表上的每一情境并自我放松，完成对接触的每一情境所致焦虑的去条件化。当患者经过反复训练，对焦虑等级较低的某一情境不再出现焦虑，或者焦虑程度大大降低时，可进入高一等级的情境，直至逐渐顺利通过所有情境。每一场景一般需要重复多次训练，可在暂时失败时重新进行。

（2）冲击疗法（flooding）或称为满灌疗法。冲击疗法是让患者想象或直接面对能产生强烈焦虑的情境，并保持一段时间，不允许患者逃避，待焦虑症状自然减轻；经过反复训练，最后可消除焦虑并预防条件性回避行为的发生。治疗前须进行必要的体检，排除心血管疾病等重大躯体疾病，向患者做必要的解释工作。整个治疗一般约5次，每次1～2小时。每次练习时患者必须坚持到心情平静和感到焦虑能自制时方可取得疗效。

（3）厌恶疗法（aversion therapy）。根据操作条件反射中的惩罚原理，在某一行为反应之后紧接着给予一厌恶刺激（如物理的、化学的和想象的等不愉快的刺激），最终会抑制和消除此行为。厌恶疗法常用于治疗酒精依赖或药物依赖、性心理障碍（如恋物癖、窥阴癖等），以及其他冲动性或强迫性行为。

（4）阳性强化法。阳性强化法是一种通过强化而产生某种期望的良好行为出现的行为疗法。阳性强化法根据斯金纳的操作条件反射原理设计，主要是通过某种奖励系统，在患者做出预期的良好行为表现时，立即给予奖励，即得到强化，从而使患者所表现的良好行为得以巩固，同时使其不良行为得以消退。奖励可以用不同的形式表示，可以是实物，也可以是记分卡、筹码等象征性方式。只要患者出现预期的行为，强化立即就能实现。

阳性强化法适用于矫正孤独症、精神发育迟滞、恐惧症、注意缺陷与多动障碍、神经性厌食、药物及酒精依赖者等。

第三节 认知治疗

一、概述

认知治疗（cognitive therapy）是20世纪70年代所发展起来的一种心理治疗技术。它是根据认知过程影响情绪和行为的理论假设，通过认知和行为干预技术来改变患者不良认知，从而缓解症状的一类心理治疗方法的总称。所谓不良认知，是指不合理的、歪曲的、消极的信念或想法，往往会导致情绪障碍和适应不良行为。认知治疗高度重视患者的不良认知和思维方式，并且把不良情绪和行为看成是患者不良认知的结果。治疗的目的就在于纠正这些不合理的认知，从而使患者的情感和行为得到改善。

二、适应证

认知治疗已广泛应用于多种心理疾病或精神障碍，如抑郁症、惊恐障碍、恐惧症、广泛性焦虑等。

三、认知理论

（一）认知的定义

认知是指人对信息的加工过程，包括接受信息之后的转换、简约、合成、储存、重建、再现和使用等。通过信息加工的模式，可对系统的行为做出预判，并分析这种行为与环境之间的关系。

（二）认知对情绪和行为的决定作用

心理学家做过很多实验研究，证实了认知对情绪和行为的调节作用。其中对认知治疗有比较重要意义的主要有：

（1）阿诺德的情绪认知评价理论。阿诺德认为情绪是个体对刺激情境进行直觉评价的结果。个体在感受到某种情绪之前，必须先感知刺激情境，做出有利、有害或无关的直觉评价。直觉评价具有主观的和生理的两种成分，并受到以往经验的影响，这就是再评价过程。

（2）沙赫特的情绪两要素观点。沙赫特通过实验论证了情绪受到认知解释的调节：生理唤醒产生了认知解释；认知解释决定产生哪种情绪。在有些情况下，认知解释先于生理唤醒；在有些情况下，生理唤醒可能先出现，然后才去寻求认知解释。

（3）埃里斯（A. Ellis）的合理情绪治疗理论。他认为环境刺激或诱发事件（A）通过信念（B）对刺激或事件的解释而引起情绪后果（C）。造成情绪后果的不是刺激或事件，而是人们对刺激或事件的判断和解释。合理情绪治疗就是促使患者认识到自己的不合理信念及其造成的不良情绪后果，通过修正这些不合理信念，使其转变成合理信念，从而改善不良情绪和行为。

（4）贝克（A. T. Beck）的情绪障碍认知理论。贝克认为各种生活事件引起情绪和行为反应都要经过个体的认知中介。情绪和行为不是由事件直接引起的，而是经由个体对事件进行评价，赋予其意义才产生的。贝克归纳了认知过程中常见的5种认知歪曲形式：①任意的推断；②选择性概括；③过度引申；④夸大或缩小；⑤“全或无”的思维。

这些理论的核心在于认为认知是情绪状态和行为表现的原因。当人们产生一种想法或信念，并信以为真的时候，就会出现相应的情绪体验和行为改变。是人的认知而不是事件本身影响了人的情绪。

四、基本治疗方法

目前国际上常用的认知疗法有埃里斯合理情绪治疗、贝克认知治疗、赖尔（Ryle）认知分析治疗和认知行为治疗等。本书主要介绍埃里斯合理情绪治疗和贝克认知治疗。

（一）合理情绪治疗（rational-emotive therapy，RET）

由埃里斯在20世纪50年代末提出，基本观点是一切不合理信念或错误的思考方式是心理障碍、情绪和行为问题的症结。他将治疗中的有关因素归纳为A—B—C—D—E，即诱发事件（activating event）→信念（belief）→后果（consequence）→辩论（dispute）→效应（effect）。例如，在考试中遇到难题（A），想到“这道题做不出怎么办，这次一定会考砸”（B），由此产生紧张、手抖、冒冷汗等情绪和行为反应后果（C）。治疗师与不合理信念（B）的辩论（D）一般采用有系统性的、直接的、有针对性的提问方式，逐步使患者认识到信念是引起情绪行为反应的直接原因，使患者对不合理信念开始动摇，改变这种信念，形成合理信念，从而取得疗效（E）。

（二）贝克认知治疗

贝克认知治疗主要包括4个步骤：

（1）识别负性自动想法。负性自动想法是介于外部事件与个体对事件的不良情绪反应之间的想法，大多数患者不能意识到在产生不愉快情绪之前会存在这些想法。患者在认识过程中首先要学会识别自动负性想法。治疗师可以采用提问、指导患者想象或角色扮演等方式来发掘和识别自动负性想法。

（2）检验负性自动想法。通过医患协作，把患者的负性自动想法当成一种假说加以检验。通过言语盘问或行为实验等方法，使患者认识到自己的负性想法没有支持的证据或存在相反的证据，从而改变其负性自动想法。

（3）识别功能失调性假设。功能失调性假设是负性自动想法出现的基础，只有将其识别和矫正，才能从根本上解决情绪障碍。识别功能失调性假设常常采取推论的方法，通过查找负性自动想法的主题，分析其逻辑错误，使用箭头向下法等来识别。

（4）盘诘功能失调性假设。在认知治疗时，只有改变潜在的功能失调性假设，才能减少复发的风险。可以通过为患者设计活动安排表，并对其行为进行评定，布置行为计划，有目的地设计一些活动，指导患者逐步努力完成，来检验其原有假设的不合理性。

第四节 物理治疗

一、电抽搐治疗

（一）概述

电抽搐治疗（electroconvulsive therapy，ECT），又称电休克治疗（electrical shock therapy），是以一定量的电流通过大脑，引起意识丧失和痉挛发作，从而达到治疗目的的一种方法。目前，有条件的地方已推广使用无抽搐电休克治疗。该方法是通电前给予麻醉剂和肌肉松弛剂，从而抑制通电后的痉挛发作，较有抽搐的电休克治疗安全，也易被患者和家属接受。

（二）适应证

包括：①严重抑郁，有强烈自伤、自杀企图及行为者；②极度兴奋躁动，冲动伤人者；③违拗、拒食和紧张性木僵者；④精神药物治疗无效或对药物治疗不能耐受者。

（三）禁忌证

包括：①脑器质性疾病：颅内占位性病变、脑血管疾病、外伤等；②心血管疾病：冠心病、高血压、心律失常、主动脉瘤、心肌梗死及心功能不全者；③严重的呼吸系统疾病；④严重的肝、肾疾病；⑤骨关节疾病，尤其是新近发生者；⑥出血或不稳定的动脉瘤畸形；⑦有视网膜脱落风险的疾病，如青光眼；⑧急性的全身感染、发热；⑨利舍平治疗者；⑩ 60 岁以上老年人、12 岁以下儿童及孕妇。

（四）治疗流程

（1）治疗前准备：①全面了解病情，详细的体格检查，包括神经系统检查。进行实验室检查和辅助检查，如血常规、血生化、心电图、脑电图、胸片、头颅CT等。②获取知情同意。③治疗前8小时停用抗癫痫药和抗焦虑药，或治疗期间避免服用这些药物，禁食、禁水6小时以上。减少治疗期间应用的抗精神病药或抗抑郁药或锂盐剂量。④准备好各种急救药品和器械。⑤治疗前测体温、脉搏、血压。如体温在37.5℃以上，脉搏120次/分以上或低于50次/分，血压超过150/100毫米汞柱或低于90/50毫米汞柱，应禁用。⑥通常于治疗前15～30分钟皮下注射阿托品0.5～1.0毫克，预防迷走神经过度兴奋，减少分泌物。⑦排空大小便，取出活动假牙，解开领扣、裤带，取下发卡等。

（2）操作方法：患者仰卧治疗床上，四肢保持自然伸直姿势，在两肩胛间胸椎中段处垫一枕头，使脊柱前突。应用缠有纱布的压舌板放置在患者一侧上下臼齿间，或用专用牙垫放置于两侧上下臼齿间，以防咬伤。用手紧托下颌，以防下颌脱臼。另由护士保护患者的肩肘、髋膝关节及四肢。

安置好电极，于患者头顶和非优势侧颞部或双侧颞部紧密放置涂有导电冻胶或生理盐水的电极，调节好电量后放电。放电后患者会出现类似癫痫大发作的痉挛发作。待痉挛停止、呼吸恢复后，应将患者安置在安静的室内。如呼吸恢复不好，应及时进行人工呼吸。至少休息30分钟，由专人护理，观察患者生命体征和意识恢复情况，兴奋躁动者要防止跌伤。待患者意识清醒后，酌情起床活动与进食。

治疗由每日1次过渡到隔日1次或者一开始就隔日1次，一个疗程6～12次。

（3）并发症：常见的并发症有头痛、恶心、呕吐、可逆性的记忆减退、全身肌肉酸痛等，这些症状无须处理。骨折和关节脱位也是常见的并发症，是肌肉的突然剧烈收缩所致。

二、无抽搐电休克治疗

为减轻肌肉强直、抽搐，避免骨折、关节脱位等并发症的发生，目前已推广使用无抽搐电休克治疗。

具体方法为：在麻醉师的参与下施行，治疗前肌注阿托品0.5毫克。按患者年龄、体重给予丙泊酚或硫喷妥钠诱导患者入睡，待患者出现哈欠、角膜反射迟钝时，给予0.2%氯化琥珀酰胆碱0.5～1.5毫克/千克静脉注射，观察肌肉松弛程度。当腱反射消失或减弱，面部、全身出现肌纤维震颤，呼吸变浅，全身肌肉放松时，即可通电2～3秒。观察口角、眼周、手指、足趾的轻微抽动，持续30～40

秒为一次有效的治疗。

无抽搐电休克治疗并发症的发生率较传统电抽搐治疗低，而且程度较轻，但可能出现麻醉意外、延迟性窒息、严重心律不齐。如出现上述情况，应立即给予心肺复苏。

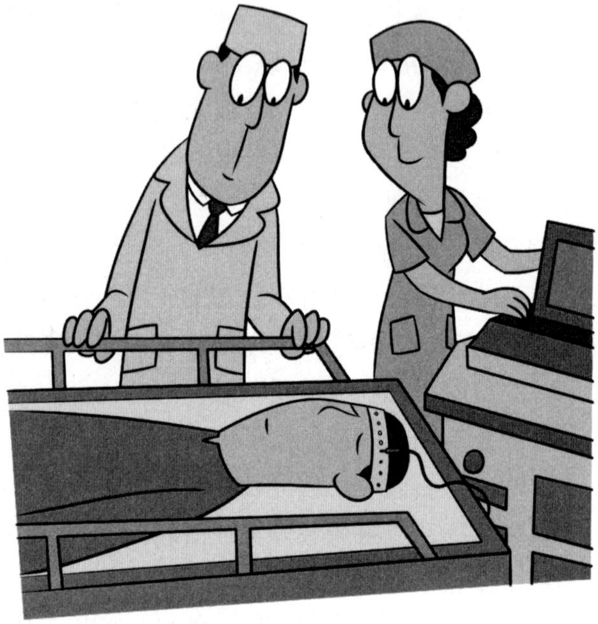

三、重复经颅磁刺激治疗

（一）概述

经颅磁刺激（transcranial magnetic stimulation，TMS）是一种利用脉冲磁场作用于中枢神经系统，改变皮层神经细胞的膜电位，使之产生感应电流，影响脑内代谢和神经电活动，从而引起一系列生理生化反应的磁刺激技术。

TMS 作用原理是把一绝缘线圈放在特定部位的头皮上，当强烈的电流通过线圈时，就会产生局部磁场，这个局部磁场会以与线圈垂直的方向透过头皮和颅骨，进入大脑皮质表层并达到一定深度。初始电流强度的快速交变会形成脉冲磁场，脉冲磁场又会引起大脑皮层表层的神经组织中产生感应电流。这个感应电流可影响神经细胞的功能，起到兴奋或抑制的效果。

重复经颅磁刺激（repetitive transcranial magnetic stimulation，rTMS）是利用时变磁场重复作用于大脑皮层特定区域，产生感应电流，改变皮质神经细胞的动作电位，从而影响脑内代谢和神经电活动的生物刺激技术，是在经颅磁刺激基础上发展起来的具有治疗潜力的神经电生理技术。

（二）适应证

目前可用 rTMS 进行治疗的精神障碍主要包括抑郁症和精神分裂症。此外，还包括睡眠障碍、焦虑症、强迫症、创伤后应激障碍、孤独症以及迟发性运动障碍等。

（三）禁忌证

颅内有金属异物者，植入心脏起搏器、心脏支架者，有耳蜗植入物者，有明显颅内压升高者，以及有癫痫发作史及癫痫家族史的患者，禁止使用高频率高强度的刺激。

（四）操作方法

治疗前应检查危险物品，接受 rTMS 时，患者不能携带心脏起搏器、金属物品、金属植入物、耳蜗植入物、听力辅助装置、手表、计算器、信用卡等物品。

rTMS 大致的操作过程如下：

打开激发器，然后选择运动诱发的磁刺激项目。测运动诱发电位，以确定刺激强度。患者取坐姿，背对仪器，将线圈放在患者头颅某部位上方。在激发器上选定刺激频率，设定每次的平均数及步骤数来设定刺激次数。按下“激发”按钮。调整刺激强度，直至在激发器的屏幕上看到合适的反应。

rTMS 治疗参数包括刺激部位、频率、强度、刺激时间、疗程等。根据患者不同的疾病诊断、症状等，选择不同的脑区进行磁刺激，如对抑郁症的治疗研究包括对许多部位的刺激，如左背侧前额叶、右背侧前额叶、左前额叶等。

每天治疗 1 次，每次治疗约 20 分钟。一个疗程 10 次，一般推荐治疗 2 个疗程。

rTMS 不需要全身麻醉，容易操作，安全性高。患者一般都能耐受，不良反应少。rTMS 不良反应有头痛、癫痫发作等。头痛的发生率为 10% ～ 30%，持续时间多较短暂，可自行缓解。癫痫发作的发生率较低，小于许多药物。

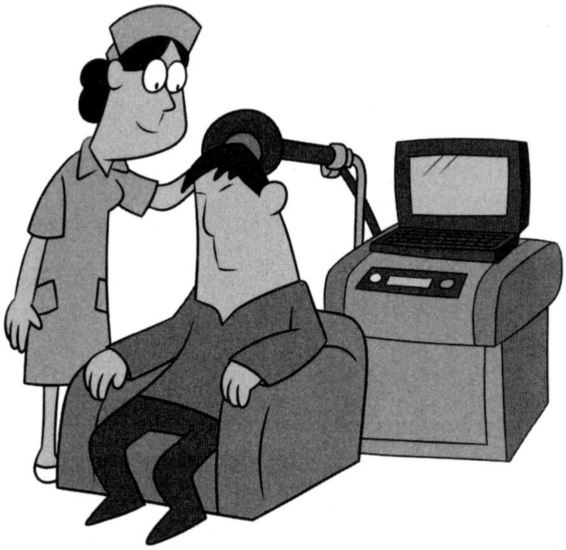

第五节 其他治疗

除了心理治疗、药物治疗、物理治疗，某些补充治疗方法，比如瑜伽、针灸、音乐治疗等，对于一些精神障碍的患者，也可以起到一定的疗效。

一、瑜伽

瑜伽包括哈他瑜伽（hatha yoga）、力量瑜伽（power yoga）、克利帕鲁瑜伽（kripalu yoga）及福勒斯特瑜伽（forrest yoga）等多个流派。瑜伽可以对某些精神障碍的患者产生疗效。

哈他瑜伽包含体态练习、呼吸控制、放松及冥想等一系列内容。瑜伽可以作为抑郁治疗的一种有效辅助手段。还有研究发现，瑜伽可以减轻妊娠期抑郁患者的焦虑症状。

二、针灸

针灸包括传统针法、电针及激光针刺。针灸可以产生镇痛效应，可以减轻抑郁症状，也可以减轻焦虑症状。但对于针灸的疗效，目前仍存在争议，需要开展高质量的临床研究进一步验证。

三、音乐治疗

音乐治疗可带来积极的心理学效应。音乐治疗与常规治疗相比，可以减轻肿瘤科患者的焦虑症状。与单纯接受“标准治疗”的抑郁症患者相比，加入音乐治疗的疗效优于单独的“标准治疗”。音乐治疗作为辅助治疗与常规疗法联用时，至少可以在治疗的短一中期内改善精神分裂症患者及分裂样精神障碍患者等重性精神障碍患者的症状及生活质量等。

四、按摩疗法

按摩疗法可以改善抑郁症患者的抑郁症状。每天接受 15 分钟的背部按摩，连续 1 周，即有助于缓解癌症患者的焦虑症状。穴位按摩可以显著减少乳腺癌患者的持续性疲劳感，提高睡眠质量和生活质量。

五、芳香疗法

芳香疗法又称芳疗，使用通过蒸馏得到的植物精油治疗而产生疗效。目前已有玫瑰、薰衣草、柠檬及柑橘等超过 60 种精油用于治疗，这些精油常与按摩配合，共同发挥功效。芳香疗法可以减轻注意缺陷多动障碍（ADHD）患儿母亲的焦虑感。

六、宠物疗法

宠物辅助治疗的益处已逐渐得到认识，可作为精神障碍的辅助治疗。有研究表明，宠物疗法或有助于治疗难治性抑郁症，可以减轻患者的抑郁症状及提高社会功能。

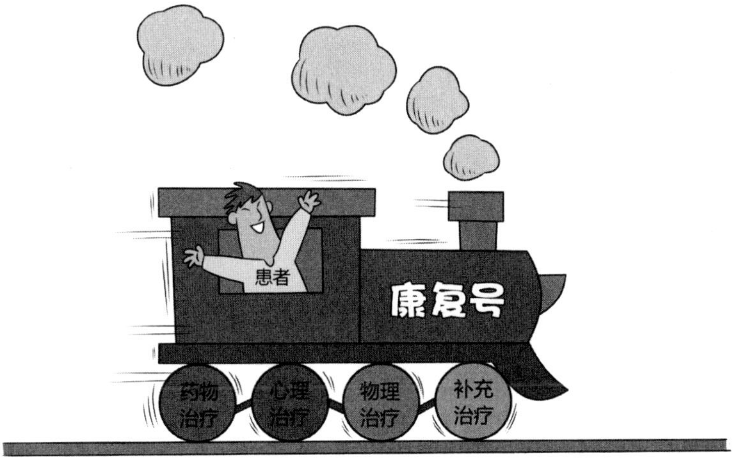

第九章

常见精神障碍及处理

根据国际疾病分类（ICD -10），精神障碍大致可分为器质性和功能性两大类。器质性精神障碍又可分为脑器质性精神障碍、躯体疾病所致精神障碍、中毒所致精神障碍。功能性精神障碍常见的包括精神分裂症、抑郁症、双相情感障碍、分裂情感性精神障碍、恐惧症、焦虑症、强迫症、躯体形式障碍、应激相关障碍等。

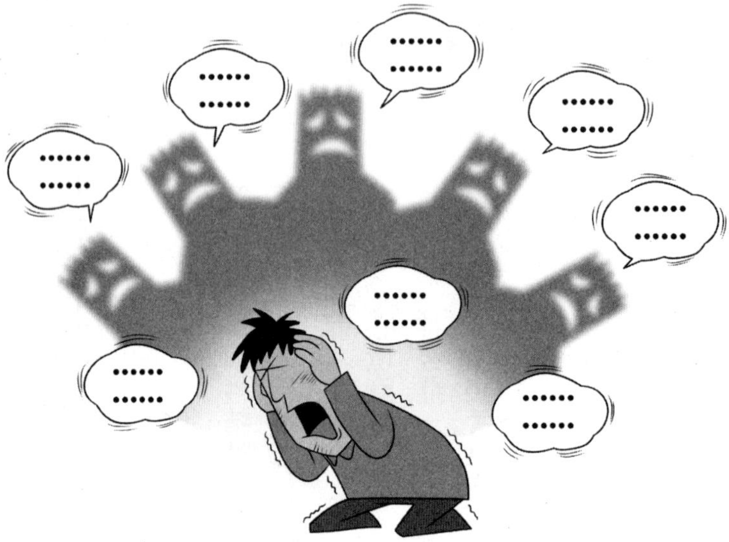

第一节 器质性精神障碍

一、常见综合征

（1）谵妄（delirium）。

（2）痴呆（dimentia）。

（3）遗忘综合征，又称科萨柯夫综合征（Korsakoff's syndrome）或者遗忘虚构综合征（amnesic-confabulatory syndrome）。

二、器质性精神障碍的分类

（一）脑器质性精神障碍

一般认为脑部明显的病理生理改变引起的精神障碍为脑器质性精神障碍，常见的包括：阿尔茨海默病、脑血管病所致精神障碍、脑外伤所致精神障碍、癫痫所致精神障碍、颅内感染所致精神障碍、颅内肿瘤所致精神障碍。脑器质性精神障碍临床表现一般随病程进展、病变部位及程度而变化：起病急、大脑病变范围广泛者常表现为意识障碍，如谵妄；缓慢起病者往往表现为记忆障碍、人格改变及痴呆等症状。

（二）躯体疾病所致精神障碍

大脑功能紊乱的精神障碍继发于脑以外的躯体疾病为躯体疾病所致精神障碍，常见的包括：躯体感染所致精神障碍、内分泌疾病所致精神障碍、结缔组织疾病伴发的精神障碍、呼吸系统疾病所致精神障碍等。其共同特征是临床表现继发于躯体疾病之后，严重程度与躯体疾病呈平行消长关系，起病急者往往表现为谵妄且有晨轻夜重的特点。

（三）中毒所致精神障碍

因各种有害物质，包括各种工业用品、农药、被污染或含有毒性物质的食物、精神活性物质、医药用品的不当使用直接或间接影响大脑功能所致的精神障碍为中毒所致精神障碍，常见的有：一氧化碳中毒所致精神障碍、有机磷中毒所致精神障碍等。

第二节　使用精神活性物质所致精神障碍

一、基本概念

（1）精神活性物质（psychoactive substances），又称成瘾物质（substance），是一类能影响人的情绪、行为、改变意识状态并可引起依赖作用的化学物质，包括酒精、苯丙胺类药物、咖啡因、大麻、可卡因、尼古丁、阿片类药物等。

（2）依赖（dependence），是由成瘾物质引起的一组认知、行为、生理症状群，尽管个体明白使用成瘾物质会带来明显的问题，但依然继续使用，结果导致耐受性增加、戒断症状和强制性觅药行为，可分为躯体依赖（生理依赖）和精神依赖（心理依赖）。

（3）滥用（abuse），是一种适应不良方式，反复使用药物导致明显的不良后果，也称之为有害使用。

（4）耐受性（tolerance），指药物使用者必须增加使用剂量才能获得所需的效果。

（5）戒断综合征（withdrawal syndrome），指已形成躯体依赖的患者突然中断使用或减少药量时身体出现的一系列不适反应。

二、精神活性物质的分类

（1）麻醉药品（narcotic drugs）。包括阿片类、可卡因类、大麻类等。

（2）精神药物。包括镇静催眠药及抗焦虑药，如苯二氮䓬类、中枢兴奋剂、致幻剂。

（3）其他依赖性药物。包括酒精、烟草、挥发性有机溶剂等。

三、酒精所致的精神和行为障碍

（一）酒依赖的特点有以下五项

（1）精神依赖性，俗称“心瘾”，指个体对酒存在渴求心理。酒依赖者往往不顾一切后果，如不怕被开除、离婚，尽管知道酒会对身体产生严重的不良后果，但依然把饮酒视为头等重要的选择。

（2）耐受性增加，表现为饮酒量增加。但到了晚期，由于肝功能受损，所以耐受性反而会降低。

（3）对饮酒行为失去控制，是酒依赖的突出征象之一。患者无论在什么场合，一端起酒杯，就没有节制力，每饮必醉，一醉方休。

（4）躯体依赖性，指停止饮酒或者减少酒量后出现的一系列戒断症状。

（5）出现各种并发症，如酒精相关性肝病、酒精相关性心肌病、胎儿酒精综合征、科萨柯夫综合征（Korsakoff syndrome）等。

（二）酒中毒的临床表现

（1）急性酒中毒。

a. 单纯醉酒：普通醉酒状态，指一次大量饮酒所致的急性中毒。

b. 病理性醉酒：指小量饮酒所致的精神病性发作，症状包括意识障碍、片段性恐怖性幻觉和被害妄想。

c. 复杂性醉酒：在有脑器质性病变的基础上少量饮酒发生的急性中毒反应。

（2）慢性酒中毒。

a. 依赖综合征：晨饮有特殊意义，若停止饮酒，则出现心理和生理戒断症状。

b. 震颤谵妄：通常发生于长期饮酒却突然停饮或减少饮酒量后出现的急性脑病综合征，临床表现为经典三联征，伴有生动幻觉或错觉、行为紊乱、全身肌肉震颤。

c. 酒中毒性幻觉症：在突然减量或停止饮酒的情况下出现丰富的幻觉，以幻视为主。

d. 酒中毒性妄想症：在意识清晰的情况下出现的嫉妒妄想、被害妄想，以前者多见。

e. 酒中毒性脑病：①科萨柯夫综合征；②酒中毒性痴呆（alcoholic dementia）。

第三节　精神分裂症

精神分裂症（schizophrenia）是一组病因不明的重性精神障碍，多发病于青壮年，临床表现为认知、情感、行为等多方面的障碍。根据临床特征，一般将精神分裂症划分为偏执型、青春型、紧张型、单纯型、未分化型、精神分裂症后抑郁型、残留型。

一、临床表现与分型

（1）偏执型：最常见的一个亚型，多于青壮年或中年起病，以相对稳定系统的妄想为主，如被害妄想、关系妄想、嫉妒妄想、物理影响妄想等，伴有幻觉，以幻听常见。

（2）青春型：起病较急，病情进展较快，多见于青春期发病，以思维破裂、思维内容荒谬、情感反应不协调、行为幼稚、本能意向亢进等为主要表现。

（3）紧张型：急性起病，多见于青壮年，临床表现为交替出现紧张型木僵、紧张性兴奋。

（4）单纯型：是一种不常见的类型，多于青少年时期发病，病程潜隐，主要表现为思维贫乏、被动、孤僻、懒散、情感淡漠、意志减退，一般没有幻觉、妄想。

（5）其他类型：除去以上 4 种类型，难以分型的称之为未分化型，此外还有精神分裂症后抑郁型及残留型。

二、诊断要点

症状标准：根据 ICD－10 诊断标准，具备以下（1）～（4）至少 1 组或（5）～（9）中至少 2 组症状。

（1）思维化声、思维插入、思维被剥夺、思维广播。

（2）明确涉及躯体或四肢运动，或特殊思维、行动或感觉的被影响、被控制或被动妄想、妄想性知觉。

（3）对患者的行为进行跟踪性评论或讨论的幻听。

（4）持续性妄想。

（5）伴转瞬即逝或未充分形成的无明显情感内容的妄想，或伴有持久的超价观念、幻觉。

（6）思潮断裂或无关的插入语，导致言语不连贯，或不中肯，或语词新作。

（7）紧张性行为，如兴奋、摆姿势，或蜡样屈曲、违拗、缄默及木僵。

（8）阴性症状，如显著情感淡漠、言语贫乏、情感迟钝或不协调，常导致社会退缩及社会功能下降，排除此情况由抑郁症或其他原因所致。

（9）个人行为的某些方面发生显著而持久的总体性质的改变，表现为丧失兴趣、缺乏目的、懒散、自我专注及社会退缩。

病程标准：在 1 个月或以上的大部分时间内肯定存在特征性症状。

严重程度标准：无。

排除标准：存在广泛的情感症状时不应做出精神分裂症的诊断，除非分裂症状早于情感症状；如分裂症状和情感症状同时出现，程度均衡，则应诊断为分裂情感性障碍；须排除严重脑病、癫痫、药物中毒或药物戒断状态。

三、鉴别诊断

（1）心境障碍。

（2）偏执性精神病。

（3）脑器质性精神障碍。

（4）躯体疾病所致精神障碍。

四、治疗

精神分裂症的治疗手段大致包括：药物治疗、电休克治疗、心理治疗。治疗又大致分为三个阶段：急性期、巩固期、维持期。

（1）急性期治疗。目标：尽快缓解症状，争取最佳预后；预防自伤、自杀、危害他人，疗程至少6周。

（2）巩固期治疗。目标：防止复发及病情波动、巩固疗效、预防精神分裂症后抑郁、强迫；促进社会功能恢复；预防长期用药带来的不良反应，疗程至少3～6个月。

（3）维持期治疗。目标：预防和延缓精神症状复发，一般不少于2～5年。

五、抗精神病药的种类

（1）第一代抗精神病药（传统抗精神病药）：D_2受体阻断剂，包括：①吩噻嗪类，如氯丙嗪、奋乃静等；②硫杂蒽类，如氟哌噻吨等；③丁酰苯类，如氟哌啶醇、五氟利多等；④苯甲酰胺类，如舒必利等。

（2）第二代抗精神病药（非典型抗精神病药）：DA受体与5－羟色胺受体的联合拮抗剂，常用的有利培酮、喹硫平、阿立派唑、齐拉西酮、氯氮平、奥氮平、氨磺必利等。

第四节　心境障碍

心境障碍（mood disorder）是一组以显著而持久的情感改变为主要临床特征的精神障碍。临床上主要表现为情绪高涨或低落，伴相应的认知行为改变，也可伴幻觉、妄想等精神病性症状，还包括环性心境障碍（cyclothymia）和恶劣心境（dysthymia）。

一、临床表现

（1）躁狂发作：患者表现为情绪高涨、易激惹、思维敏捷、联想速度快、随境转移、注重外表、好打扮、兴趣广泛、精力充沛，可伴有与心境状态一致的夸大妄想、被害妄想。

（2）抑郁发作：患者主要表现为显著而持久的情绪低落、抑郁悲观、轻生观念或行为、自我评价低、缺乏兴趣和快感、精力减退、思维迟缓、近事记忆力下降、意志活动减退等。

（3）混合发作：同时经历躁狂和抑郁。

（4）环性心境障碍：指情绪高涨、低落反复交替出现，但程度均较轻，不符合躁狂或抑郁发作的诊断。

（5）恶劣心境：是一种以持久的情绪低落为主的轻度抑郁，从不出现躁狂。抑郁情绪持续2年以上，如有缓解，一般不超过2个月。

二、双相情感障碍

（1）双相情感障碍指反复交替出现的情绪高涨、精力充沛、活动增加（躁狂或轻躁狂发作）及情绪低落、精力减退、活动减少（抑郁发作），间歇期可完全缓解。混合性发作是双相障碍的一个亚型，指一次发作中同时出现躁狂发作和抑郁发作。

（2）治疗。

a. 药物治疗：主要用心境稳定剂治疗，但有重度抑郁发作伴发自杀观念严重的患者可适当使用抗抑郁药。

b. 物理治疗：改良电抽搐治疗（MECT）对急性重症躁狂发作、严重消极观念的抑郁发作或对锂盐治疗无效者有一定的治疗效果。

三、抑郁症

（1）抑郁症是以显著而持久的情绪低落为主要表现，同时伴有思维迟缓、意志活动减退、躯体不适症状，如早醒、食欲减退、体重下降、性欲减退等症状呈晨重暮轻的规律，自我评价低，重者常常伴有自罪感甚至是自杀企图。大多呈发作性病程，发作间歇期可恢复正常。

（2）治疗。

a. 抗抑郁药治疗，包括三环类及四环类抗抑郁药、单胺氧化酶抑制剂

(MAOIs)、选择性5－羟色胺再摄取抑制剂（SSRIs，如氟西汀、帕罗西汀、舍曲林、氟伏沙明、西酞普兰、艾司西酞普兰）、去甲肾上腺素和5－羟色胺双重摄取抑制剂（SNRIs，如文拉法辛、度洛西汀）、去甲肾上腺素特异性5－羟色胺能抗抑郁药（NaSSAs，如米氮平）。

b. 物理治疗。有严重自杀观念的患者或抗抑郁药治疗无效者可选择改良电抽搐治疗（MECT），一般见效快、疗效好。目前大部分的研究均证实，重复经颅磁刺激（rTMS）对抑郁症有效。

第五节 神经症

神经症（neuroses）是一组精神障碍的总称，包括恐惧症、焦虑症、强迫症、躯体形式障碍。

共同特点：起病常与心理社会因素有关；病前多有一定的易感素质和人格基础；没有发现明确的器质性病变；无精神病性症状；对疾病有一定的自知力，有求治要求；社会功能相对完好，行为保持在社会规范的允许范围内；病程大多持续迁延；主要表现为恐惧、焦虑、强迫、疑病等。

一、恐惧症

恐惧症（phobia）是一种过分、不合理地惧怕外界客体、处境或与人交往为特征的神经症。按照恐惧的对象可划分为：场所恐惧症、社交恐惧症、特定恐惧症或称单纯恐怖症（常见的有动物恐惧、自然环境恐惧、幽闭恐惧等）。

（一）诊断要点

（1）对某些客体或场景有强烈的恐惧感，与实际危险不相称。

（2）伴明显的自主神经症状。

（3）极力回避所惧怕的客体或场景。

（4）自知力存在。

（二）治疗

（1）心理治疗：认知行为治疗（CBT），包括认知重建、疾病知识教育、系统脱敏疗法、暴露冲击疗法等；

（2）药物治疗：抗焦虑药，如氯硝西泮、阿普唑仑、劳拉西平等；抗抑郁药，β受体阻断剂，如普萘洛尔、阿替洛尔等。

二、焦虑症

焦虑症（anxiety disorder）是以广泛而持续的焦虑或者反复发作的惊恐不安为主要表现，因此临床上分为两种类型：广泛性焦虑障碍（慢性焦虑症）、惊恐障碍（急性焦虑症）。

（一）广泛性焦虑障碍（generalized anxiety disorder，GAD）

广泛性焦虑障碍是一种缺乏明确对象或内容的紧张不安、过分担心、害怕等，伴自主神经功能紊乱，如口干、出汗、心悸、尿频、尿急等。

（1）诊断要点。

a. 无明确对象或内容的紧张、担忧、害怕，运动性不安、坐卧不宁，自主神经功能紊乱。

b. 社会功能受损或感到痛苦难忍。

c. 症状至少持续数周或数月以上。

（2）治疗。

a. 心理治疗：支持性心理治疗、认知行为治疗（CBT）。

b. 药物治疗：抗焦虑药、抗抑郁药。

（二）惊恐障碍（panic disorder PD）

惊恐障碍是一种以反复发作的惊恐发作为主要表现的焦虑障碍，其特点是：具有不可预测性、急性发作、发作时突如其来的惊恐体验、濒死感、失控感、自主神经功能紊乱。

（1）诊断要点。

a. 发作性惊恐体验，发作间歇期基本正常。

b. 没有客观危险存在。

c. 不可预测性。

d. 社会功能受损，痛苦难忍。

e. 1个月内至少3次明显的惊恐发作，或首发后持续焦虑1个月以上。

f. 无明显器质性病变。

（2）治疗。

a. 心理治疗：支持性心理治疗、CBT。

b. 药物治疗：抗焦虑药、抗抑郁药。

三、强迫症

强迫症（obsessive-compulsive disorder，OCD）是一种以反复出现的强迫思维、强迫动作或仪式行为为主要表现的神经症。患者意识到强迫症状不应该存在而有意识地抵抗，因此同时出现自我强迫与反强迫，为此感到痛苦。

（一）诊断要点

（1）以强迫症状为主要临床表现，包括强迫思维、强迫动作或仪式行为。

（2）社会功能受损或痛苦感明显。

（3）症状持续 2 周以上。

（二）治疗

（1）心理治疗：CBT 是核心治疗手段。

（2）药物治疗：以 SSRIs 为主，如氟西汀、舍曲林、帕罗西汀、氟伏沙明、西酞普兰等。

四、躯体形式障碍

躯体形式障碍（somatoform disorder）是一类以持久地担心或相信各种躯体症状的先占观念为主要表现的精神障碍。患者表现为反复诉说躯体症状，反复要求检查，尽管检查结果为阴性或医生的合理解释仍无法打消患者的疑虑，主要包括躯体化障碍、未分化躯体形式障碍、疑病障碍、躯体形式自主神经功能紊乱、持续的躯体形式疼痛障碍。

第六节 应激相关障碍

应激相关障碍是一组与精神应激或精神创伤有明显因果关系的精神障碍，包括急性应激障碍（acute stress disorder，ASD）、创伤后应激障碍（post traumatic stress disorder，PTSD）和适应障碍（adjust disorder）。

一、急性应激障碍

急性应激障碍指急剧、严重的精神创伤后立刻出现（1 小时内）的精神运动性兴奋或精神运动性抑制。应激源消失后，症状持续数小时至 1 周，最长不超过 1 个月。

（一）诊断要点

（1）有异乎寻常的应激源为诱因。

（2）症状发生在精神打击后数分钟或数小时内。

（3）出现的时序、症状、病程和预后与应激源有密切的关系。

（4）主要表现为精神运动性兴奋或精神运动性抑制。

（5）病程短暂，持续数小时或 1 周，最长不超过 1 个月。

（二）治疗

（1）心理治疗是首选。

（2）急性期可选用药物治疗，如抗焦虑药（如硝西泮、阿普唑仑、地西泮等）、抗抑郁药（如帕罗西汀、阿米替林等）。

二、创伤后应激障碍

创伤后应激障碍在创伤事件后数天至 6 个月内发病，病程持续至少 1 个月，可长达数年。

（一）诊断要点

近 6 个月内遭受过异乎寻常的灾难性事件，症状可长达数年；主要表现为反复重现的创伤性体验、持续的回避、警觉性增高；可存在焦虑、抑郁，对创伤性相关的人、物、景选择性遗忘。

（二）治疗

（1）心理治疗：包括焦虑控制训练、暴露疗法、认知行为治疗等。

（2）药物治疗：有针对性地给予抗焦虑药和抗抑郁药。

三、适应障碍

适应障碍是在应激事件或生活改变后 1 个月内出现的精神障碍，一般不超过 6 个月。

（一）诊断要点

有明显的生活事件发生（如出国、移民、退休等），在生活事件发生的 1 个月内出现，有相应的人格基础，症状持续1个月以上、6个月以内。儿童群体可表现为退化现象，如尿床、吮手指、幼稚；青少年群体可表现为品行障碍，如侵犯他人的权益、逃学、偷窃、说谎、酗酒、破坏公物等；中老年人群可表现为焦虑、抑郁等情绪体验。

（二）治疗

（1）心理治疗：是主要手段，包括支持性心理疗法、精神动力学疗法、认知行为疗法等。

（2）药物治疗：有针对性地使用抗焦虑药、抗抑郁药。

（梁文靖）

第十章

精神科急诊常见药物不良反应及处理

第一节 精神科急诊常见药物不良反应

一、急性肌张力障碍

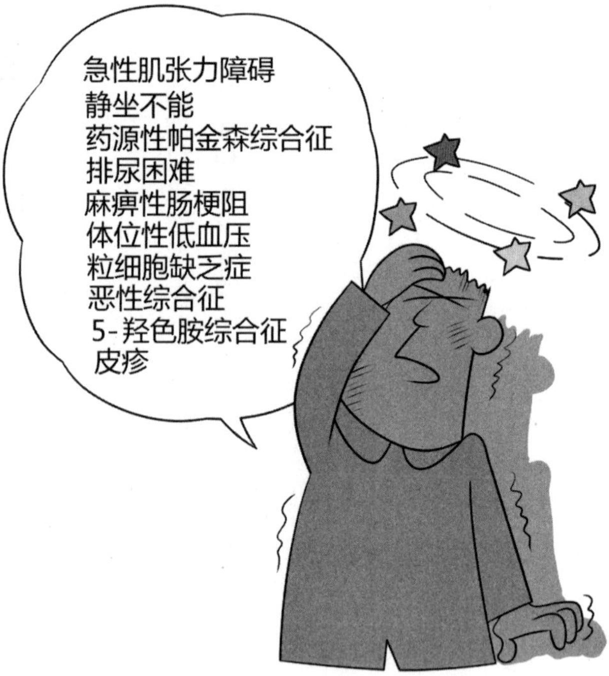

急性肌张力障碍（acute dystonia）是抗精神病药引起的急性锥体外系不良反应。

（一）症状表现

症状表现多以面、颈、唇及舌肌等个别肌群突发持续性痉挛，表现为斜颈、颈后倾、动眼危象、牙关紧闭等各种奇怪动作或姿势，可伴有心率增快、出汗等自主神经功能紊乱的表现。

（二）处理方式

（1）肌注抗胆碱能药东莨菪碱0.3毫克或苯扎托品2毫克，一般可在30分钟内缓解；

（2）可口服抗胆碱能药，如苯海索2～4毫克 bid/tid 或苯扎托品2毫克 bid/tid。

（3）如预防措施效果欠佳，应减少抗精神病药的剂量或换用锥体外系不良反应较小的药物。

（4）合并有重症肌无力或青光眼的患者禁用抗胆碱能药，可试用抗组胺药，如苯海拉明或异丙嗪等。

二、静坐不能

静坐不能（akathisia）是抗精神病药所致的急性锥体外系不良反应。

（一）症状表现

症状多出现于服药后2～3周，表现为强烈的不自主感、烦躁不安、不能静坐、来回走动等，严重者可产生易激惹甚至自杀念头。

（二）处理方式

（1）同急性肌张力障碍。

（2）可服用普萘洛尔、阿普唑仑或肌注地西泮。

（3）经上述处理仍未缓解者，应减少抗精神病药的使用。

三、药源性帕金森综合征

药源性帕金森综合征（drug-induced parkinsonism）是抗精神病药常见的不良反应。

（一）症状表现

症状多出现于用药2周后，表现为肌肉僵直、肌张力增高、静止性震颤、动作减少、面具脸、流涎、多汗、构音障碍、吞咽困难等，严重者可伴抑郁、焦虑情绪。

（二）处理方式

（1）合并口服苯海索或者苯扎托品。

（2）重症肌无力或青光眼者，可服用苯海拉明或异丙嗪。

（3）症状严重者可减药或停药，或换用锥体外系不良反应较小的药物。

四、排尿困难

排尿困难（dysuresia）是抗胆碱能作用较强的药物所致，如吩噻嗪类、三环类抗抑郁药。

（一）症状表现

症状表现为轻者排尿时等待时间延长，重者完全不能排出。

（二）处理方式

（1）肌内注射新斯的明 0.5 ～ 1 毫克或毒扁豆碱 2 毫克。

（2）反复发生者，应减少抗胆碱能药物的剂量或换用抗胆碱能较小的药物。

五、麻痹性肠梗阻

麻痹性肠梗阻（paralytic ileus）是抗胆碱能作用较强的药物所致。

（一）症状表现

症状表现为腹胀、频繁呕吐、停止排气和排便、肠鸣音减弱或消失等。

（二）处理方式

（1）停用精神药物，包括抗胆碱能药。

（2）禁食、胃肠减压等。

（3）纠正水电解质紊乱和酸碱失衡。

（4）拟胆碱能药物的使用，如新斯的明（谨慎使用）。

六、体位性低血压

体位性低血压（orthostatic hypotension）是氯丙嗪、喹硫平、氯氮平等抗精神病药和阿米替林、丙咪嗪等抗抑郁药所致的心血管系统不良反应。年老体弱、基础血压偏低者易出现。

（一）症状表现

症状表现为突然改变体位（起床过快、蹲位直立）时，患者感到头晕、眼花、心慌、面色苍白、心率快、血压下降等，严重者可出现休克。

（二）处理方式

（1）即刻平卧。

（2）持续血压不升者，可予去甲肾上腺素 1 ～ 2 毫克加入 5% 葡萄糖溶液200 ～ 500 毫升中静脉滴注。

（3）严重者可考虑换药或减药。

（4）预防措施：变换体位时动作宜缓。

七、粒细胞缺乏症

粒细胞缺乏症（agranulocytosis）指外周血中性粒细胞绝对值低于 0.5×10^9/升。氯氮平所致粒细胞减少或缺乏最多见。

（一）症状表现

（1）畏寒、高热、乏力、倦怠、酸痛感。

（2）咽炎、扁桃体炎、支气管炎、肺炎等感染症状，死亡率高的原因多因继发感染所致的脓毒血症、败血症。

（3）外周血白细胞数低于 2×10^9/升，粒细胞数低于 0.5×10^9/升。

（二）处理方式

（1）立即停用精神药物。

（2）使用抗生素预防或控制感染，单独安置在消毒隔离病室预防感染。

（3）升白细胞药物，如非格司亭，必要时可予糖皮质激素或输入白细胞。

八、恶性综合征

恶性综合征（neuroleptic malignant syndrome，NMS）是严重而罕见的抗精神病药所致的可致命的不良反应。多见于氟哌啶醇、奋乃静、氯丙嗪等传统抗精神病药剂量过大、加药过快。

（一）症状表现

（1）锥体外系不良反应，如肌肉僵直、震颤、静坐不能、构音障碍、吞咽困难。

（2）自主神经功能紊乱，如多汗、流涎、血压不稳、心动过速或心律不齐、高热。

（3）意识障碍、表情茫然、反应迟钝。

（4）严重者并发急性肾功能衰竭、急性心力衰竭、弥散性血管内凝血（DIC）等。

（5）实验室可见白细胞增加，肌酸磷酸激酶升高。

（二）处理方式

（1）立即停用抗精神病药及其他可能导致 NMS 的药物。

（2）对症支持治疗，如物理降温，纠正水电解质紊乱、酸碱失衡，预防感染。

（3）试用多巴胺激动剂溴隐亭，剂量 7.5～20 毫克/日，分次服用，或 5～60

毫克/日肌内注射。

（4）紧急会诊，积极处理。

九、5－羟色胺综合征

5－羟色胺综合征（serotonin syndrome，SS）是由多种抗抑郁药联合使用，如单胺氧化酶抑制剂（MAOIs）与其他5－羟色胺阻断剂（SSRIs、SNRIs或者三环类抗抑郁药）联合使用所致的5-羟色胺过多的综合征。

（一）症状表现

（1）意识障碍、激越、坐立不安。

（2）自主神经功能亢进，如多汗、腹泻、肠鸣音亢进、瞳孔扩大、发热、心动过速、血压升高。

（3）震颤、肌阵挛、肌张力增高、腱反射亢进，严重者可出现横纹肌溶解。

（二）处理方式

（1）立即停用5-羟色胺能药物。

（2）对症支持治疗，如物理降温、纠正水电解质紊乱和酸碱失衡。

（3）可选用5-羟色胺$_{2A}$受体拮抗剂，如赛庚啶、氯丙嗪、奥氮平等。

十、皮疹

多见于吩噻嗪类抗精神病药（如氯丙嗪）或者心境稳定剂（如卡马西平），患者可表现为面部、躯干、四肢出现斑丘疹、红斑、荨麻疹，严重者可见剥脱性皮炎。其处理方式是：

（1）立即停药或换药；

（2）可予氯苯那4毫克 bid/tid 等，严重者加用糖皮质激素，皮肤科转诊。

第二节 精神科急诊或值班常见突发情况的处理

一、自伤

根据行为动机可分为蓄意性自伤和非蓄意性自伤两大类。

（一）蓄意性自伤

蓄意性自伤也称自杀未遂，指有自杀动机及可能导致死亡的行为，但没有直接造成死亡的结局。如果自杀行为导致了死亡，则称为自杀死亡。

对于存在自杀企图的患者，须进行自杀危机干预。首先须评定自杀企图者发生自伤、冲动攻击行为的可能性，可结合面谈和量表检测进行评估。约 80% 的自杀成功者曾有过自伤或自杀未遂史，自杀企图次数越多，自杀风险越大。

（1）原因：一般包括精神障碍，如抑郁症、精神分裂症、物质滥用及人格障碍；躯体疾病，如慢性难治躯体疾病或严重疾病而继发的抑郁情绪；非疾患者群，如因家庭矛盾、婚恋冲突等继发抑郁情绪。

（2）处理：积极处理自杀未遂引起的后果，如积极抢救，维持生命体征稳定，处理伤口、骨折，对服毒自杀者应予洗胃、导泻，使用解毒药；严密看护是治疗起效前预防再次自杀的有效措施；原发精神障碍的积极治疗，如抑郁症、精神分裂症等须规范治疗；无禁忌证时可用电抽搐治疗（一般能快速显效）。

（二）非蓄意性自伤

（1）原因：一般多见于精神分裂症患者在幻觉、妄想影响下出现的自伤行为，最常见的是命令性幻听；精神发育迟滞、痴呆患者自我保护能力受损，误伤自己；癫痫患者在意识蒙胧情况下自伤；人格障碍尤其是表演型人格障碍患者的自伤行为。

（2）处理：积极处理自伤所致的后果；严密看护；对原发病的积极治疗。

二、攻击和暴力行为

可出现于正常人或精神障碍患者中，但大多数的精神障碍患者不会有攻击暴力行为。精神障碍患者的攻击暴力行为一般继发于妄想、幻觉、病理性激情、意识障碍等。其处理方式是：

（1）评估冲动暴力行为的可能性。

（2）非药物性干预：包括与攻击暴力行为者保持一定的距离，避免进一步刺激患者，必要时从逃离通道逃至安全地。

（3）快速镇静，如给予一定剂量的抗精神病药（如氟哌啶醇、氯丙嗪）或苯二氮䓬类药物（如氯硝西泮、劳拉西泮），必要时可肌注氟哌啶醇等快速控制攻击和暴力行为，电抽搐治疗也可选用。

三、木僵状态

木僵状态指在意识清晰的情况下出现的精神运动性抑制。

常见原因：紧张性木僵、抑郁性木僵、心因性木僵、器质性木僵。

其处理方式如下：

（1）紧张性木僵和抑郁性木僵首选电抽搐治疗。紧张性木僵的患者可突发兴奋发作，表现为短暂的冲动、伤人、毁物等行为，因此对于紧张性木僵患者，须预防突发伤人毁物行为的发生。器质性木僵应对因治疗，心因性木僵可自行缓解。

（2）支持疗法，必要时放置胃管，通过胃管补充营养和液体，预防压疮发生。

四、谵妄状态

谵妄（delirium）是一种急性脑病综合征的表现，病理基础是大脑皮质功能障碍，患者表现为意识清晰度下降，非协调性精神运动性兴奋，答非所问、言语混乱、没有逻辑，常伴有短暂、片段的幻觉、错觉，内容多为恐怖性、迫害性，幻视多见。患者常有晨轻暮重的特点。

其处理方式如下：

（1）积极处理躯体原发疾病。

（2）支持对症治疗，纠正水电解质紊乱、酸碱失衡。

（3）可视病情酌情予苯二氮䓬类或其他精神药物快速有效控制兴奋躁动。

（梁文靖）

第十一章

联络会诊精神病学

随着医学的进步，医学模式已逐渐向生物—心理—社会医学模式转变。同时，随着现代医学的发展，专科分化越来越精细，各专科医生的专业水平和业务能力仅局限于自身专业以内的发展，而接触和了解精神病学专业的非精神科医生极少。因此，对于综合性医院非精神科患者所出现的精神卫生问题，应及时有效地识别和处理，以促进患者病情整体康复、医疗行为正常有效进行、减少医疗安全事故发生则显得尤为重要。另外，精神障碍患者同样也有罹患非精神科疾病的风险和可能，甚至由于长期服用精神科药物，故罹患某些躯体疾病（如高血压、糖尿病等）的风险比一般人群高。联络会诊精神病学因此应运而生，其主要内容是精神科医生在综合性医院与其他学科的医生取得联系，协助其他学科的医生有效识别和处理器质性疾病所致的精神障碍或躯体疾病共病精神障碍等，探讨心理社会因素在躯体疾病的发生、发展、治疗以及转归的过程中产生的各种影响。另外，如何处理精神科患者的躯体疾病，进行多学科的协作，也属于联络会诊的精神病学范畴。

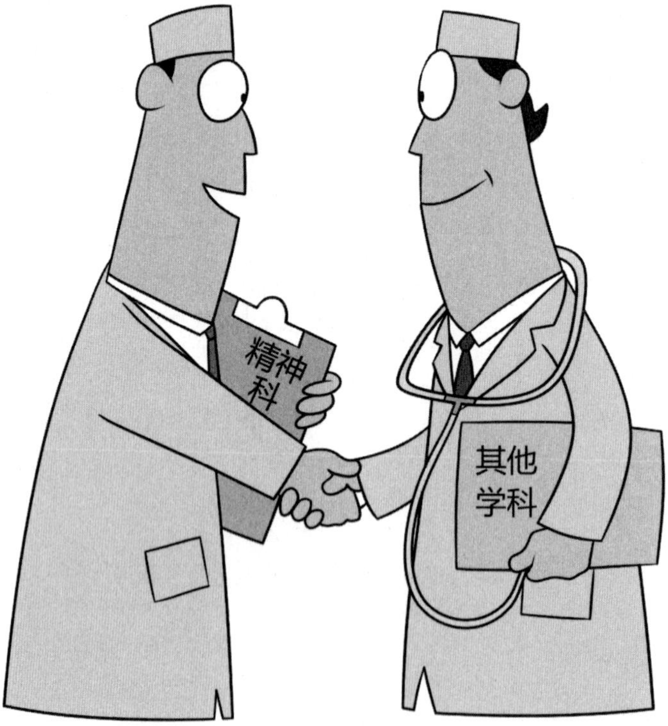

第一节 综合医院非精神科常见精神症状、识别和处理

虽然综合医院的非精神科接触的主要是以躯体疾病为主的患者，但无论是躯体疾病本身还是与心理因素相关的生理疾病都有可能出现精神症状。因此，及时识别患者的精神症状并进行有效的处理，不仅有利于躯体疾病的尽快康复，同时在保证医疗安全，减少患者出现自伤、自杀以及攻击行为等方面均有重要作用。

一、器质性精神障碍的共同临床特征

（1）精神症状临床表现多样，同一种躯体疾病可出现多种不同的精神症状，同一种精神症状也可出现在不同的躯体疾病中。

（2）发病形式可急可缓，晨轻暮重。

（3）精神症状随原发躯体疾病的转归而转归。

（4）有相应的躯体症状、阳性体征、阳性实验室和影像学等辅助检查结果支持。

（5）病程及预后取决于原发躯体疾病的性质。

（6）以原发躯体疾病治疗（对因治疗）为主，以精神症状治疗（对症治疗）为辅。

二、器质性精神障碍精神症状分类

（一）以意识障碍或认知功能为主要表现的临床综合征

具有特异性，对鉴别器质性精神障碍和功能性精神障碍具有重要意义。包括：

（1）急性脑病综合征。

（2）慢性脑病综合征。

（3）遗忘综合征。

（二）与功能性精神障碍相似的临床综合征

不具有特异性，不具有鉴别诊断意义，如抑郁状态、焦虑状态、精神分裂症状等。

三、主要的临床表现

（一）急性脑病综合征

急性脑病综合征又称谵妄，是一组以急性、广泛性认知障碍，尤其是意识障碍为主要特征的综合征。起病急、病程短、发展快、波动大、晨轻暮重，是综合性医院中最常见的精神障碍，常是感染、中毒、代谢紊乱等所致。常见于内外科各种疾病，如感染性疾病、肺性脑病、肝性脑病、心衰、肾性脑病、糖尿病酮症酸中毒、外科术后以及精神活性物质的急性戒断反应等。

（1）主要临床表现。

a. 意识和注意损害：意识清晰度下降：表情茫然、反应迟钝、定向障碍（时间定向障碍 > 地点定向障碍 > 人物定向障碍）、注意涣散。

b. 认知功能的全面紊乱：

感知觉障碍：片段性错觉、幻觉，其中以形象、生动、鲜明，带有恐怖色彩的幻视最为常见。

思维障碍：思维不连贯（说话语无伦次，颠三倒四，难以理解）、思维内容障碍（以关系妄想和被害妄想为主）、记忆障碍（以瞬间记忆和近事记忆受损为主，事后遗忘）。

c. 精神运动紊乱：不协调性精神运动性兴奋（易激惹、兴奋、冲动、治疗不合作、行为紊乱）、精神运动性抑制（嗜睡、茫然、被动、退缩）。

d. 睡眠觉醒紊乱：黑白颠倒。

（2）主要的治疗。

a. 以病因治疗为主。

b. 减少或停止使用可能导致意识障碍的药物和治疗措施。

c. 短期、小剂量适当使用不良反应小的抗精神病药物，如小剂量的利培酮等。

d. 除精神活性物质等所致的急性戒断反应，可予劳拉西泮等苯二氮革类药物进行替代治疗之外，尽量避免苯二氮革类药物的使用，以避免加重意识障碍。

e. 加强监护，加强三防护理，家属24小时陪护。

f. 出现明显的冲动、不配合等行为时，避免激怒患者或与患者发生正面冲突。必要时可在家属签字同意下予以保护性约束，酌情可予氟哌啶醇5～10毫克加东莨胆碱0.15～0.3毫克肌注治疗。注意监测药物不良反应和生命体征。

（二）慢性脑病综合征

慢性脑病综合征又称痴呆，指严重、持久的认知障碍，临床上以缓慢出现的智能减退为主要特征，伴有不同程度的人格改变，没有意识障碍。起病缓慢，病程长。常见于老人。主要病因为阿尔茨海默病、血管性痴呆等。

（1）主要临床表现。

a. 认知功能缺损：核心症状为4A症状，包括：记忆障碍（近记忆障碍、学习新事物能力下降、远记忆障碍）、失语（用词不当、病理性赘述）、失认（失命名，认不出自己，认不出他人）、失用（观念运动性失用：不能按指令完成随意动作或模仿动作，如不能按指令完成洗脸、刷牙动作。观念性失用：弄错动作的先后顺序，如不能完成先穿袜子再穿鞋的动作），以及视觉空间和定向障碍（迷路、走失、分不清时间等）。

b. 社会生活功能障碍：早期职业能力下降，晚期生活自理能力下降。

c. 行为和精神症状：早期焦虑抑郁，晚期情感失调、人格障碍、幻觉、妄想等。

（2）主要治疗。

a. 对因治疗，早诊断，早治疗。

b. 提供安全舒适的就医环境，加强功能训练和行为重塑。

c. 加强对照料者的培训，加强三防护理，严防患者走失。

d. 改善认知功能药物：安理申、美金刚等。

e. 控制精神病性症状和激越攻击行为：抗精神病药，如利培酮。

f. 控制患者焦虑、抑郁症状：抗抑郁药，如舍曲林等。

（三）遗忘综合征

遗忘综合征又名科萨柯夫综合征，是脑器质性病理改变所导致的一种选择性或局灶性认知功能障碍，以近事记忆障碍为主，无意识障碍，智能相对完好，常见于维生素 B_1 缺乏，如慢性酒精中毒患者。主要临床表现为近事记忆障碍、时间定向障碍、错构或虚构。治疗以病因治疗，补充维生素 B_1 为主。

（四）情感障碍综合征

以情感的增强或减弱为主要临床特点。

（1）躁狂综合征：常见于急诊、神经内科、内分泌科等。注意与器质性疾病或药物（如脑炎、甲状腺功能亢进以及近期激素类药物的使用等）不良反应相鉴别。注意询问相关病史，进行相应的体格检查和辅助检查以鉴别。注意了解患者是否存在冲动、毁物、伤人、不配合治疗等风险。

治疗上以原发疾病为主，可予以情绪稳定剂（如丙戊酸钠）和非典型抗精神病药（如喹硫平）对症治疗。若患者存在明显的伤人毁物等风险时，加强三防护理，家属24 小时陪护，避免激怒患者或与患者发生正面冲突。必要时可在家属签字同意下予以保护性约束，酌情可予氟哌啶醇5 ～10 毫克加东莨胆碱0. 15 ～0. 3 毫克肌注治疗，注意监测药物不良反应和生命体征。

（2）抑郁综合征：常见于内分泌科、消化科、神经科等。注意与器质性疾病（如肿瘤、重度营养不良、甲状腺功能减退、脑血管病等）相鉴别。注意询问相关病史，进行相应的体格检查和辅助检查以鉴别。注意询问患者是否存在自杀、自伤等风险和行为。

治疗上以原发疾病治疗为主，可合并使用SSRI 类抗抑郁药，如舍曲林、艾司西酞普兰、帕罗西汀等。若患者存在明显的自伤、自杀等风险时，加强三防护理，充分告知家属患者病情，要求家属24 小时陪护，严防患者出现自杀、自伤等行为。必要时可在家属签字同意下予以保护性约束，酌情可予氟哌啶醇5 ～10 毫克加东莨胆碱0. 15 ～0. 3 毫克肌内注射治疗，注意监测药物不良反应和生命体征。

（3）焦虑综合征：常见于急诊、呼吸科、心脏科等。注意与器质性疾病（如低血糖、心律失常、甲状腺功能亢进、急性心肌梗死等）相鉴别，注意询问相关病史，进行相应的体格检查和辅助检查以鉴别。

治疗上以原发疾病治疗为主，可合并使用苯二氮䓬类药物（如阿普唑仑、劳拉西泮等）和SSRI 类（如舍曲林、艾司西酞普兰、帕罗西汀等）。在治疗过程中，注意对患者病情进行合理解释，不宜过度强调或反复检查，减少对患者的不良暗示。

（五）幻觉妄想综合征

常见于脑器质性精神障碍（如脑卒中后、脑炎等）、精神活性物质所致精神障碍，如慢性酒精中毒所致精神障碍、服用致幻剂等。注意询问相关病史，进行相应的体格检查和辅助检查以鉴别。注意了解患者是否存在命令性幻听及其具体内容，以及患者对幻听和妄想所持的态度。注意了解患者是否存在伤人、毁物、自伤、自杀等风险和行为。

治疗上以原发疾病为主，并予以非典型抗精神病药对症治疗，如利培酮、奥氮平等。若患者存在明显的伤人毁物、自伤自杀等风险时，加强三防护理，充分告知家属患者病情，要求家属24 小时陪护，避免激怒患者或与患者发生正面冲突，严防患者出现自杀、自伤等行为。必要时可在家属签字同意下予以保护性约束，酌情可予氟哌啶醇5 ～10 毫克加东莨胆碱0. 15 ～0. 3 毫克肌内注射治疗，注意监测药物不良反应和生命体征。

（六）紧张综合征

以器质性紧张综合征为主要表现。常见于脑部感染性疾病、风湿免疫系统疾病（如 SLE）以及药物的不良反应等。注意询问相关病史，进行相应的体格检查和辅助检查以鉴别。

治疗上以原发疾病为主，并予以抗精神病药对症治疗（如舒必利等），注意监测抗精神病药所致的药物不良反应，如锥体外系不良反应（可加重患者临床症状）等。

第二节　精神障碍患者合并躯体疾病时的联络会诊

每一个人都会患这样或那样的躯体疾病，精神障碍患者也不例外。而且某些精神障碍疾病本身或所使用的精神科药物，均有导致患者罹患躯体疾病尤其是一些慢性躯体疾病（如高血压、高血脂、糖尿病、冠心病等）的风险增加的可能。另外，精神障碍和躯体疾病之间还有可能相互影响，且精神科药物和躯体疾病所使用的药物之间也可能存在相互作用。因此，如何及时准确识别精神障碍患者合并的躯体疾病以及如何选择药物和治疗方案的同时，有效地控制患者精神障碍和躯体疾病又能将不良反应降到最低则显得尤为重要。

一、合并高血压病

（一）诊断要点

（1）患者是否非同日 3 次测量的血压均大于 140/90 毫米汞柱。

（2）注意鉴别患者的血压升高是否与患者的精神症状有关，如精神分裂症的患者在被害妄想等症状的支配下出现明显的恐惧不安的情绪，可导致患者血压升高。焦虑障碍尤其是惊恐发作时也会引起患者血压明显升高。

鉴别要点：注意监测血压，完善 24 小时动态血压监测。若患者精神症状得到控制后，血压恢复正常，则考虑与精神症状有关，以积极控制精神症状为主，降压药可逐渐停用；若患者精神症状控制后，血压仍高，考虑高血压病的诊断。

（二）处理要点

（1）及时请心血管科医生会诊，选择合适的降压药，注意降压药和精神科药物的相互影响，注意监测血压。

（2）大部分抗精神病药均有导致体位性低血压的风险，故抗精神病药和降压药联用时的初始剂量均须从低剂量开始逐渐增加，其间注意监测血压，注意向患者宣教预防体位性低血压的方法。少部分抗精神病药（如舒必利）可导致血压升高，应禁用。

（3）SNRI 类抗抑郁药也可导致血压升高，故慎用。SSRI 类抗抑郁药大部分均有导致体位性低血压的风险，注意监测血压。艾司西酞普兰对血压影响较小，使用相对安全。

（4）相互作用：利培酮与呋塞米联用可增加患者的死亡率，故谨慎联用。抗抑郁药可增加美托洛尔的血浆浓度，联用时注意减少美托洛尔用量，注意监测血压。

二、合并冠心病

（一）诊断要点

（1）根据典型的临床症状、心电图、冠状动脉 CT 以及心肌酶谱的阳性结果可明确诊断。

（2）注意与精神症状相鉴别，如焦虑障碍或躯体形式障碍的患者出现类似症状的时候，需要尽快完善相关检查予以鉴别，谨防漏诊。尤其是患者因躯体不适反复求助医生时，更应注意。

（二）处理要点

（1）完善 24 小时心电图、心肌酶谱、冠状动脉 CT 等检查，同时请心脏内科医生会诊明确诊断，合理用药。

（2）由于抗精神病药大多有心脏不良反应，故慎用抗精神病药。若患者出现精神症状，在权衡利弊的情况下尽量小剂量使用，注意监测心电图等。

（3）凡是能明显延长 QTc 间期的药物均应禁用，如齐拉西酮、碳酸锂、三环类抗郁药等。

（4）凡明显延长 QTc 间期的精神科药物和心脏科药物禁止联用，如齐拉西酮和帕利哌酮禁止与ⅠA 和Ⅲ类抗心律失常药物联用。

三、合并糖尿病

（一）诊断要点

根据临床症状以及空腹、餐后血糖、糖化血红蛋白等检测可明确诊断。

（二）处理要点

（1）请内分泌科医生会诊，明确诊断，制订治疗方案，注意检测血糖，防止低血糖或酮症酸中毒等并发症的发生。

（2）精神障碍患者合并糖尿病的治疗方案和普通人群的糖尿病治疗方案相似。

（3）部分抗精神病药会导致患者进食增加、肥胖，进而出现代谢综合征、诱发糖尿病的风险。因此，合并肥胖、代谢综合征患者以及合并糖尿病的精神障碍患者须谨慎使用，如奥氮平、氯氮平、喹硫平等抗精神病药，注意检测血糖。

（4）加强生活宣教，控制饮食，加强运动。

（李雷俊）

第十二章

精神科量表的评定及注意事项

目前绝大多数精神障碍仍然缺乏可靠的直接的生物学指标来指导临床，还必须依靠症状学来做诊断，由此可能造成临床医生之间诊断的不一致。量化评估是精神科临床和研究中诊断和评估的主要方式，它能够提高疾病诊断水平和可靠性，不同医生使用此种标准化的评估工具后可以获得同样的诊断结果，从而提高诊断的一致性。

评定量表除具有他评性质的主观评定量表外，常见的形式还有自我陈述量表、问卷、检查表等。按照用途可分为诊断量表、症状量表和其他量表。按照评定方式可分为他评量表、自评量表。按照内容可分为一般性心理卫生评定量表和精神科症状评定量表。按照病种可分为阳性与阴性症状量表、抑郁量表、焦虑量表及躁狂量表等等。评定量表具体的实施应按其使用手册规定的严格步骤进行，概括起来有准备阶段、量表的填写、评定结果换算及结果解释报告 4 个步骤。

量表的评定需要正确掌握评定方法，正确和合理使用评定量表，注意防止滥用及社会文化经济背景对量表使用效用的影响。不同量表适合于不同的对象，除了病种不同，还有年龄或住院和门诊的限制。自评量表通常要求 13 岁以上，小学文化程度以上。不同量表评定的时间范围也是不同的，有的评定近 1 周的情况，有的评定近 1 个月的情况，有的评定近半年的情况。不同量表对评定员的要求也不一样，有的要求精神科医生，有的要求病房护士、技术员或其他研究人员。评定员必须受过有关量表评定的训练。

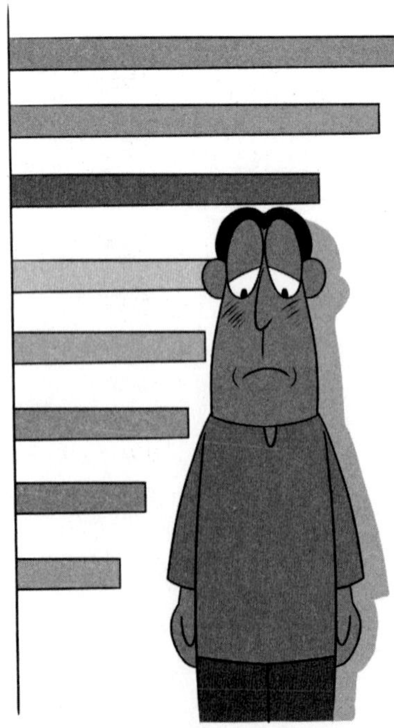

一、症状自评量表（symptoms check list 90，SCL－90）

SCL－90共包括90个项目，包含有较广泛的精神症状学内容，可以全面评定受试者感觉、思维、情感、意识、行为、生活习惯、人际关系、饮食睡眠及精神病性症状等。每一个项目均采取5级评分制（①～⑤）：①没有；②很轻；③中等；④偏重；⑤严重。评定的时间范围是“现在”或者是“最近一个星期”。共包括9个因子：躯体化、强迫症状、人际关系敏感、抑郁、焦虑、敌对、恐怖、偏执、精神病性。SCL－90使用范围广泛，主要为成年人的神经症、适应障碍及其他轻性精神障碍患者，但不适合躁狂症和精神分裂症。总分超过160分，或阳性项目超过43项，或任一因子超过2分，可考虑筛查阳性，须进一步检查。

二、艾森克人格问卷（Eysenck personality qusetionaire，EPQ）

EPQ由E、P、N和L4个量表组成，主要调查内外向（E）、精神质（P）、神经质或情绪稳定性（N）3个个性维度。E量表分高，表示个性外向，分数低表示人格内向；P量表分高，可能是孤独、不关心他人，难以适应外部环境，不近人情，感觉迟钝，与别人不友好，喜欢寻衅搅扰，喜欢干奇特的事情，并且不顾危险；N量表分高，表示个性不稳定；L量表用于测定受评者的掩饰作用，分数高表明掩饰、隐瞒。

三、韦氏智力量表（Wechsler intelligence scale，WIS）

WIS用来评估精神发育迟滞、痴呆导致的智力障碍严重程度、认知功能损害程度。包括成人（16岁以上）、儿童（6～16岁）和学龄前期（4～6岁）3个年龄版本。WIS共包含11个分测验，分成言语量表和操作量表两部分：

（1）言语部分：包括知识、领悟、算术、相似性、数字广度、词汇共6个分测验。

（2）操作部分：包括数字符号、图画填充、木块图、图片排列、图形拼凑共5个分测验。对所有测验和所有年龄组，IQ平均分为100，标准差为15。而且每个分测验的平均分为10，标准差接近3。可分为言语智商（VIQ）、操作智商（PIQ）和全量表智商（FIQ）。

四、简明精神状态检查量表（mini-mental state examination，MMSE）

MMSE 是最具影响的标准化智力状态检查工具之一，其作为认知障碍检查方法，简单易行。该表由 20 道题组成，共 20 项。总分按痴呆标准划分：文盲小于 17 分，小学程度小于 20 分，中学程度小于 24 分。

五、临床总体印象量表（clinical global impression scale，CGIS）

GGIS 是用来评估精神障碍的病情及疗效观察。该量表分为三项，分别是病情严重程度、疗效总评和疗效指数。评定简单，方便易行，经过简单训练和实践，便能掌握，并能取得良好的一致性。

六、简明精神病评定量表（brief psychiatric rating scale，BPRS）

BPRS 是一个评定精神病性症状严重程度的量表，适用于具有精神病性症状的大多数重症精神病患者，尤其适宜于精神分裂症患者。BPRS 最常用的为 18 项版本，所有项目采用 1 ～7 分的 7 级评分法。其因子一般归纳为 5 类：①焦虑抑郁；②缺乏活力；③思维障碍；④激活性；⑤敌对性。一般情况下，总分 35 分为临床界限，即大于 35 分的受试者被归为患者组。总分越高，病情越重，治疗前后总分值的变化反映疗效的好坏，差值越大，疗效越好。

七、阳性与阴性症状量表（positive and negative syptoms scale，PANSS）

PANSS 是在 BPRS 基础上发展而来的，用于评定不用类型精神分裂症患者症状及其严重程度。该量表由阳性症状、阴性症状、一般神经病理症状及附件症状 4 个分量表组成。

八、贝克－拉范森躁狂量表（Bech-Rafaelsen mania rating scale，BRMS）

BRMS 用于躁郁症的躁狂性或情感性精神病的躁狂状态成人患者的心理测量表。该量表共 11 项，采用 5 级评分法。0 ～5 分为无明显躁狂症状；6 ～10 分为有肯定躁狂症状；22 分以上为严重躁狂症状。

九、汉密尔顿抑郁量表（Hamilton depression scale，HAMD）

HAMD 是临床上评定抑郁状态时应用最为普遍的量表。该量表有 17 项、21 项和 24 项 3 种版本。HAMD 多数项目采用 0 ～ 4 分的 5 级评分法。各级标准为：0 分表示无；1 分表示轻度；2 分表示中度；3 分表示重度；4 分表示极重度。极少数采用 0 ～ 2 分的 3 级评分法，0 分表示无；1 分表示轻—中度；2 分表示重度。一般认为，17 项总分小于 7 分为正常；总分在 7 ～ 17 分，可能有抑郁症状；总分在 17 ～ 24 分，肯定有抑郁症状；总分大于 24 分肯定有严重抑郁。

十、汉密尔顿焦虑量表（Hamilton anxiety scale，HAMA）

HAMA 主要用于评定神经症及其他患者的焦虑症状的严重程度，包括 14 个项目。HAMA 采用 0 ～ 4 分的 5 级评分法。各级标准为：0 分表示无症状；1 分表示轻度；2 分表示中等；3 分表示重度；4 分表示极重度。总分大于等于 29 分，可能为严重焦虑；总分 21 ～ 28 分，肯定有明显焦虑；总分 14 ～ 20 分，肯定有焦虑；总分 7 ～ 13 分，可能有焦虑；如小于 7 分，便没有焦虑症状。

十一、抑郁自评量表（self-rating depression scale，SDS）

SDS 用于评定抑郁症状的轻重程度及其在治疗中的变化，特别适用于发现抑郁症患者。该量表包括 20 个项目，每个项目由 7 级评分构成。SDS 标准分的分界值为 53 分，其中 53 ～ 62 分为轻度抑郁；63 ～ 72 分为中度抑郁；73 分及以上为重度抑郁。如果用于评估疗效，应在开始治疗或研究前让受试者评定一次，然后至少在治疗后或研究结束时再让他自评一次，通过得分变化来展现症状变化情况。

十二、焦虑自评量表（self-rating anxiety scale，SAS）

SAS 用于评定患者焦虑的主观感受及其在治疗中的变化。该量表包括 20 个项目，每个项目由 4 级评分构成。“1”表示没有或很少时间有；“2”表示有时有；“3”表示大部分时间有；“4”表示绝大部分或全部时间都有。SAS 标准差的分界值为 50 分，其中 50 ～ 59 分为轻度焦虑；60 ～ 69 分为中度焦虑；69 分以上为重度焦虑。

（朱　麒）

第十三章

精神科护理知识

第一节　暴力行为的防范与护理

第二节　自杀行为的防范与护理

第三节　噎食的防范与护理

精神障碍患者由于精神症状的影响或受到严重的精神刺激等容易出现各种危急事件，如暴力行为、自伤自杀行为、噎食等。这些事件不仅对患者自身的健康和安全产生严重影响，甚至可威胁他人的安全和社会秩序。掌握各种危急状态的预防措施以及在危急事件发生后的有效处理措施有重要意义。

第一节 暴力行为的防范与护理

精神科暴力行为是指精神障碍患者在精神症状的影响下突然出现自杀、自伤、伤人、毁物等冲动行为，以攻击行为较突出，对攻击对象会造成不同程度的伤害，甚至危及生命，给患者、家庭及社会带来严重后果。因此，应掌握如何及时预测患者的暴力行为，加以预防并及时处理。

一、暴力行为发生的原因

精神障碍患者出现暴力行为往往与其自身的精神障碍、精神症状有密切的关系。

（1）精神分裂症：患者在幻觉和妄想等症状支配下可出现暴力行为，如患者出现被害妄想时，害怕受到迫害而出现伤人行为，在命令性幻听的指使下攻击他人等。另外，也可见于精神运动性兴奋的患者，或患者要求得不到满足，或出现严重的药物不良反应时。

（2）心境障碍：躁狂发作患者易激惹，在要求得不到满足、意见被否定、被要求服药治疗、活动受到限制或被约束等情况下，均容易出现暴力行为。抑郁发作的患者，应警惕其扩大性自杀行为。

（3）脑器质性精神障碍：患者的意识障碍、判断力下降、病理性激情等可导致暴力行为。精神发育迟滞的患者可由于判断能力、自控能力差等而出现暴力行为。

（4）精神活性物质所致精神障碍：酗酒患者在大量饮酒后、酒依赖患者在突然戒酒后均容易出现暴力行为。许多精神活性物质可引起患者过度兴奋、激动和多疑而出现暴力行为。

二、暴力行为发生的征兆评估

（1）行为：出现来回踱步、不能静坐、握拳或用拳击物、面部肌肉紧张等兴奋行为。

（2）情感：表现出愤怒、敌意、易激惹、异常兴奋和情绪不稳定等。

（3）语言：出现威胁性语言、说话声音大并有强迫性或提一些无理的要求等。

（4）意识状态：意识清晰度下降、定向力缺乏、记忆力损害、思维混乱等。

三、暴力行为的护理措施

（一）暴力行为的预防措施

（1）合理安置：应将患者安置在安静、明亮、整洁、舒适的环境中，避免不良噪声刺激，与其他兴奋冲动的患者分开安置。

（2）注意观察病情：护士观察病情要细心，力争在患者出现暴力行为症状之前及时发现及处理。掌握患者暴力行为发生的征兆，及时加以预防，睡眠障碍及月经期均可能是暴力行为发生的先兆。

（3）减少诱因：与患者沟通时应注意态度和蔼，避免使用刺激性或命令性语言；适当满足患者的合理要求，尊重患者，不与其发生争执等。应避免威胁性、紧张性或突然性的身体姿势，交流时应平视患者的眼睛。

（4）提高患者自控能力：对意识清晰的患者，可告知暴力行为的后果，鼓励患者以适当方式表达和宣泄情绪，提高患者对控制自己行为的信心，在无法自控时学会及时求助医护人员。

（5）控制精神症状：通过药物治疗或物理治疗等方法控制精神症状，减少暴力行为发生。

（二）暴力行为发生时的处理

患者可在精神症状的支配下突然出现冲动、伤人、毁物等暴力行为。医护人员应冷静、果断、机智地处理。

（1）积极寻求帮助，有效控制患者：当患者出现暴力行为时，首先要呼唤其他工作人员前来援助，与患者保持1米左右的安全距离，站在有利于控制患者的位置，从背后或侧面阻止患者的冲动行为，不可迎面阻拦。用简单、直接、清晰的语言提醒患者暴力行为的结果。

（2）巧夺危险物品：努力安抚、劝导患者放下危险物品，或转移其注意力，乘其不备时夺去危险物品。此时，行动要果断，配合要积极，步调要一致。避免强行夺取。

（3）心理疏导：表达对患者的安全及行为的关心，缓解其紧张情绪，争取患者的配合。及时处理诱发暴力行为的原发事件，以平息患者的愤怒；可适当满足患者的合理要求，让患者自行停止暴力行为。

（4）适当运用保护性约束：发生暴力行为时，医护人员应执行保护性约束医嘱，以缓和的语气告知患者约束的原因，并齐心协力，迅速进行约束。同时做好被约束的患者的安全保护工作，防止患者遭到其他患者的报复和伤害。

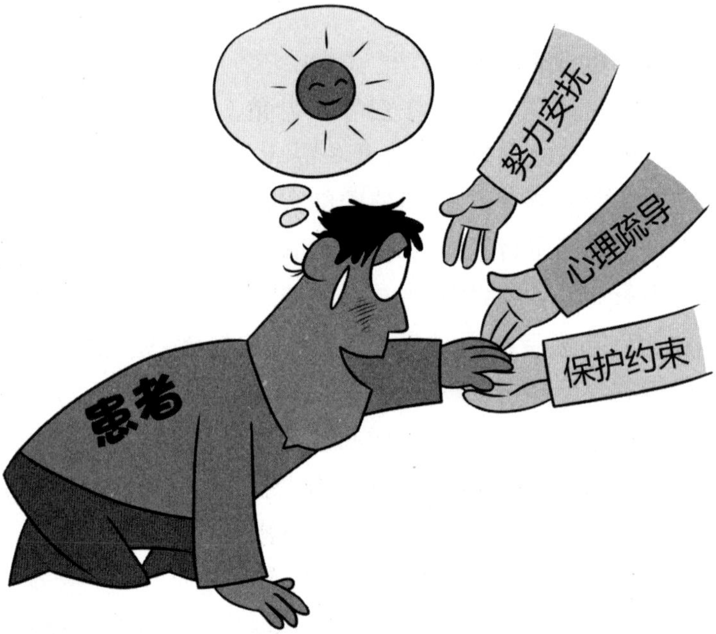

保护性约束是指通过材料、器械、物理或机械装置等，固定患者，或减少其身体的自由移动，以限制患者活动自由或控制其行为为目的的非药物治疗。常采用护垫式、锁式等约束带、约束背心、保护衣等将患者的手腕、脚踝、膝、肩等部位进行约束，固定在病床或椅子上，限制其活动能力和活动范围。约束期间，应注意观察四肢血液循环情况，定时按摩、活动肢体。使用约束带要有衬垫，打结不宜过紧过松，以能伸进两横指为宜。不宜长时间约束，一般以 30 分钟至 1 小时为宜。若须长时间约束，每 1 ～ 2 小时应松解一次，进行按摩。约束时，应保持床单清洁、干燥、无皱褶，鼓励患者配合治疗、护理。需要时予患者喂食，协助其大小便。患者安静后，应及时解除约束，及时收好保护器具。

第二节 自杀行为的防范与护理

自杀是指有意伤害自己的身体，以期结束生命。按照程度的不同，可将自杀行为分为自杀意念、自杀姿态、自杀威胁、自杀未遂、自杀死亡。精神障碍患者自杀率远高于普通人群数十倍。自杀是精神科常见的严重的危急事件，也是精神障碍患者死亡最常见的原因。掌握预防和护理自杀行为的适当措施，是精神科护理的重要任务。

一、自杀的原因

精神障碍患者自杀与其精神障碍、精神症状有密切的关系。所有精神障碍都会增加自杀的风险，其中，抑郁症、精神分裂症、酒精和药物依赖以及人格障碍自杀率较高。

（1）抑郁症：自杀是抑郁发作患者的常见临床表现，抑郁情绪是自杀者最常见的内心体验。对抑郁发作的患者，须提高警惕，仔细评估其自杀的风险。

（2）精神分裂症：患者可在幻听的支配下出现自杀行为；有被害妄想的患者也可能为避免受到残忍的“迫害”而自杀；缓解期患者可能因病耻感而出现抑郁情绪及自杀行为；抗精神病药物引起的严重不良反应，也可使患者产生明显的抑郁情绪而自杀。

（3）精神活性物质所致精神障碍：使用精神活性物质，出现幻觉或妄想，伴有严重的抑郁情绪、人格障碍，出现戒断综合征等都可能导致自杀。

（4）心理社会因素或生活事件：①感情受到伤害；②为了逃避某种困境；③为了引起他人的注意；④无法应付痛苦的情感；⑤遭遇亲人离世等重大负性生活事件等。

二、自杀发生的征兆

有自杀倾向的患者在自杀前常有一定的自杀先兆，会自觉或不自觉地表现出语言或非语言的信息，应注意从以下几个方面进行评估。

（1）语言：如患者可能会说“我不想活了”“你以后见不到我了”“我觉得做人没有什么意义”，或问“这种药吃多少会死”等问题。

（2）行为：如将自己反锁在室内或躲在隐蔽的地方；清理物品信件、立遗嘱、安排后事；收集或贮藏可以用来自杀的物品，如药片、绳子、刀具或玻璃片等。

（3）情感：如情绪低落，流露出无助、无望情绪；在抑郁了很长时间后，突然无故很开心；行为冲动，易激惹；对亲人疏远、冷淡或过分关心等。

（4）病史：有企图自杀或自杀未遂的病史。

三、自杀危险性的评估

评估患者有无自杀意向；其自杀动机是什么；准备采取哪种自杀方式，如跳楼、割腕、自缢、服毒、撞车等；有无进行中的自杀计划，如准备刀或绳索之类，偷偷积存药物等；有无立遗嘱，安排后事等。

四、自杀的护理措施

（一）心理护理

（1）建立治疗性护患关系，多与患者交流沟通，鼓励患者，解除患者疑虑，增强其自信心。

（2）住院期间，尽量让患者与亲朋好友多接触，以避免患者产生被抛弃的感觉。指导家属参与对患者的护理和治疗，密切观察患者病情变化。

（3）及时解决患者的心理压力，及时进行心理咨询。

（4）可适当与患者讨论自杀的问题（如自杀方式、计划、时间、地点、如何获得自杀的工具等），并讨论如何应对挫折，如何表达愤怒，以降低患者自杀的风险。如患者有家属陪护，应告之患者自杀相关的问题，让患者家属加强防范，避免患者出现自杀行为。

（二）安全护理

（1）患者应处于护理人员视线范围内，病室应明亮安静、空气流通、整洁舒适、设施安全。

（2）严格执行护理巡视制度，对有自杀倾向的患者要重点巡视，尤其在凌晨、夜间、饭前、午睡、交接班及节假日等病房医务人员较少的情况下；密切观察患者有无自杀的先兆症状，如有自杀征兆，应避免让患者单独活动。

（3）监督服药，避免患者偷偷藏药囤积。

（4）加强对病房设施的安全检查，有问题及时维修，做好药品及危险物品的保管工作。

（5）密切观察患者的睡眠情况，对于失眠的患者要及时处理，保证其睡眠。

（三）对严重自伤自杀行为患者的护理

（1）将患者安置在监护病室，患者活动应在护士视线范围内。清查各种危险物品，并每天检查患者身上、床单下面及床头柜等处有无危险物品或遗书等。

（2）评估自杀的风险，对存在自杀风险的患者要做到心中有数。对于有自杀计划及自杀未遂的患者，要详细询问自杀的方式、时间、地点，如何获得自杀工具，评估自杀意念的程度，预估发生自杀行为可能性的大小。

（4）确保药物治疗等各种治疗的顺利进行。

（5）应向探视患者的家属交代注意事项，杜绝携带危险品等，避免发生意外。

（6）一旦发生自伤自杀行为，应立即隔离患者进行抢救，并做好自伤自杀后的心理疏导，制定进一步的防范措施。

（四）生活护理

要保证患者的营养和睡眠，注意患者的大小便情况。指导患者适当地参加活动，在生活上给予关心照顾。

（五）健康教育

对患者进行健康教育，使患者认识到自身的疾病及病情，树立对治疗的信心，增强治疗依从性，学会调节情绪、应对压力、获取家属的理解并积极寻求帮助的方法。对患者家属进行健康教育，使患者家属对患者的疾病、治疗、预后等有所认识，学会理解、尊重及帮助患者，学会早期发现患者自杀的征兆，并及时寻求专业帮助。

第三节　噎食的防范与护理

噎食，又称急性食管堵塞，是指食物堵塞在咽喉部，或卡在食管的第一狭窄处，甚至误入气管，引起窒息，可导致死亡。精神障碍患者因各种原因容易噎食窒息，表现为患者在进食时突然发生严重的呛咳、呼吸困难、面色苍白或青紫等。一旦出现这种情况，应立即处理。

一、噎食的常见原因

（1）因病抢食、暴食所致。

（2）长期服用抗精神病药引起吞咽肌肉运动不协调、抑制吞咽反射，容易噎食。

（3）癫痫患者在进食时癫痫发作，导致咽喉肌运动失调而噎食。帕金森综合征等脑器质性疾病患者如进食过急也容易发生噎食。

二、噎食的预防

（1）对于暴食的患者，应由专人陪护，控制其进食速度。

（2）对于有明显的锥体外系不良反应者，可予流质或半流质饮食，必要时由专人喂食或给予鼻饲；可予苯海索等药物治疗减轻或缓解锥体外系不良反应，必要时减药或换药。

三、噎食发生后的处理措施

（1）立即就地抢救，停止进食，清除口咽部食物，保持呼吸道通畅。

（2）迅速掏出口咽部食团。如果患者牙关紧闭，可用筷子或开口器等撬开口腔掏取食物，解开患者衣领，使其呼吸道保持通畅，用海氏急救法抢救。呼唤旁人通知其他医护人员。

（3）若上述急救方法无效，可行环甲膜穿刺术。使患者保持仰卧位，头后仰，颈部伸直，摸清软骨环状的上缘和甲状软骨下缘之间的凹陷处，左手固定此部位，右手持环甲膜穿刺针刺入气管内，使空气流通。尽早行气管插管术。

（4）如心脏停搏，应立即做胸外心脏按压。

（5）如自主呼吸恢复，应立即吸氧，由专人持续监护，直至完全恢复。

（6）取出食物后应防止吸入性肺炎。

> 海氏急救法包括立位腹部冲击法和仰卧位腹部冲击法。
>
> （1）立位腹部冲击法，适用于意识清楚患者。
>
> a. 施救者站在患者身后，将双臂环绕患者腰部，让患者弯腰，头前倾。
>
> b. 一手握空心拳，拳眼顶住患者腹部正中线脐上方两横指处。
>
> c. 另一手紧握此拳，快速向内、向上连续冲击 5 次。冲击动作要迅速，冲击后随即放松。

d. 患者低头张口，便于异物排出。

（2）仰卧位腹部冲击法，适用于意识不清患者。

a. 患者保持仰卧位，施救者骑跨在患者髋部两侧。

b. 一只手的掌根置于患者腹部正中线脐上方两横指处，不要触及剑突。另一只手放在第一只手的手背上，双手掌根重叠。

c. 双手合力快速向内、向上冲击患者的腹部，连续5次，重复若干次。

d. 检查口腔，如异物被冲出，迅速将异物取出。

e. 检查呼吸、心跳，若没有恢复，立即行心肺复苏。

（郑俩荣）

第十四章

精神科伦理、法律问题及司法精神病学

精神医学是一门复杂的学科，涉及医学、社会学、心理学等多方面的知识。伦理和法律问题在精神科交叉、混合存在。两者都是“应该如何”的行为规范，但是伦理是非权力性的，法律则是权力性的规范。

一、精神科的伦理问题

（一）定义

医学伦理学是一门古老而年轻的学科，是医学与伦理学的交叉学科，目的是研究优良医学道德规范的制定和实现。伦理不完全等同于道德，前者更侧重于社会性，强调客观；后者侧重于个体，强调内在操守。

（二）发展

精神障碍的特点，决定了精神科伦理的特殊性。与其他临床科室相比，精神科面临更多的伦理问题。虽然目前国内外形成了一些伦理规范共识，但远远不够。

在我国很长一段时间内，非自愿住院、强制隔离、强制约束、随意翻看患者信件、检查其物品等，被医患和公众视为“常态”。随着医患关系模式的转变，精神卫生服务的进步，中国《精神卫生法》的实施，这些过去被认为是常态的行为受到质疑和挑战，社会各界对精神卫生工作者提出了更高的伦理要求。

（三）基本原则

医学伦理学的一般基本原则如下，精神科同样需要遵循。

（1）自决原则：个人有权利不受外界干扰做出决策。在精神科，某些丧失自知力的患者的该权利会由其监护人行使，如何把握尺度，维护患者的最大利益，是一个敏感问题。

（2）不伤害（有利）原则：任何医疗决策都必须给患者带来好处，至少不带来坏处。

（3）尊重原则：尊重患者的人格、隐私、知情权等。

（4）公正原则：对所有患者一视同仁。

（四）精神科伦理的特点

（1）涉及患者、家属（监护人）、诊疗医生、护士、鉴定机构、公安机关、司法部门等多方面，关系错综复杂。

（2）患者能力的相对性和权利的绝对性之间的矛盾。精神障碍患者权利的实现受能力的限制，有诸多障碍；患者的监护人或代理人能否真正代表患者的利益意愿等。

（3）贯穿于医、教、研的全过程中。包括非自愿入院原则与自主权的伦理冲

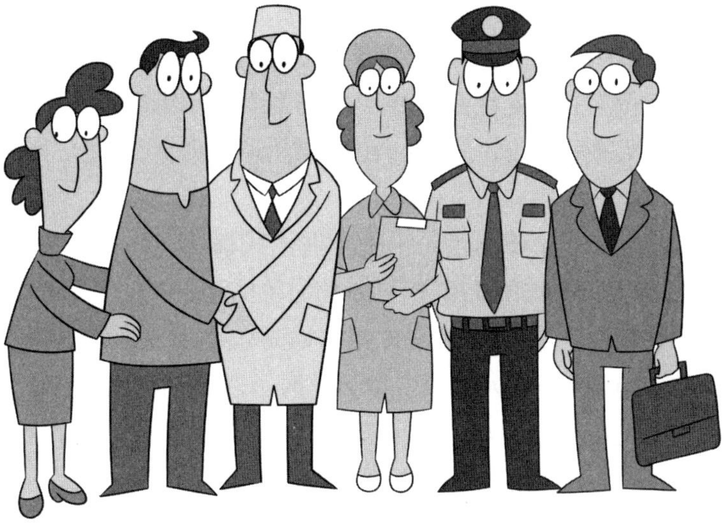

突、知情同意的处理、教学中患者隐私的保护、临床试验中的伦理问题等。

（五）精神科常见的伦理问题

（1）入院方式的伦理问题：自愿和非自愿住院的原则主要考虑基本人权、公共安全、治疗需要这三方面的平衡。

（2）诊断中的伦理问题：精神障碍诊断应按照国家或国际现行诊断标准，由具备相应资质的专科医生（或机构）做出，有异议时及时进行复核、医学鉴定或会诊。医生的诊断应不受外界影响，公正独立；不可仅听家属的一面之词；医生个人应避免对某种诊断的倾向性；注意患者的社会文化背景等。

（3）知情同意的伦理问题：知情同意本质上和其他科室并无大的区别，但精神科有其特殊性。对于丧失自知力的精神障碍患者的代理知情同意，需要关注监护人能否真正代表患者本人的意愿。只有在患者无判断和决定能力，行为能力受损时，才能由监护人代理行使“知情同意”权，该权利随着患者的病情恢复、加重等，限度可能会发生变化。但无论怎样，保护患者的核心权益的宗旨不变。

在知情同意的过程中，患者（监护人）应被告知病情、措施和风险，具体包括客观地告知患者（监护人）诊治的内容（避免诱导或个人倾向性）、保证患者（监护人）可以理解所告知的内容并独立做出决定。

（4）精神障碍患者的保护性约束的伦理问题：由具备资质（处方权）的专科医生决定，目的是避免可能对自身或他人的伤害。事前须向监护人进行知情同意和风险告知，并按照操作规范执行，禁止利用该措施对患者进行惩罚。

（5）精神障碍患者的隐私与保密的伦理问题：任何患者都有隐私权，包括不得对其进行录音、录像等，除非取得本人或监护人的书面同意；学术交流等需要公开病情资料时，应隐去能识别患者身份的相关资料；接受带教时，也须关爱和不歧视患者。但隐私和保密并不是无条件的，以下情况属于保密例外原则：患者有可能实施危害自身、他人或社会的行为时，司法部门取证时（须通过医务科办理相关手续）。

（6）精神障碍治疗的伦理问题：一般要求“积极、适当”或者“合理”治疗。在开始用药前，应进行详细的临床资料收集（包括精神检查、实验室检查、目前和既往用药记录、既往史、过敏史等）；足够的知情同意；所有的治疗方案均须仔细记录，尤其是更换药物等重大治疗方案调整时。药物治疗过程中，应当密切观察患者病情及有无不良反应。物理治疗应进行充分的知情同意、签署知情同意书，并观察治疗前、治疗过程中和治疗后的变化。

（六）精神科伦理的注意事项

（1）提高培养自身的伦理及遵纪守法的意识。

（2）加强医患沟通。

（3）严格把握非自愿入院的原则。

（4）慎用保护性约束。

（5）熟悉医患双方的权利和义务，避免侵权。

（6）注意保护隐私。

二、精神科的法律问题

从1985年开始进行立法研究，到2013年5月1日起，正式实施《精神卫生法》，使精神卫生工作“有法可依”，共历时27年，过程漫长而曲折，可一窥立法牵涉面之广、难度之大。实习医生无论以后是否从事精神卫生行业，都会接触到精神障碍患者，所以熟悉《精神卫生法》，遵法行医，是对自己最大的保护。

《精神卫生法》立法宗旨是发展精神卫生事业、规范精神卫生服务（坚持自愿原则、限制非自愿住院，强调“无害则无非自愿”）、维护精神障碍患者的合法权益（强调患者权利至上、有错必纠，并定期进行检查评估、督查等）。

下面对主要条文进行解读：

（1）诊断原则：《精神卫生法》第二十七条“精神障碍的诊断应当以精神健康状况为依据。除法律另有规定外，不得违背本人意志进行确定其是否患有精神障碍的医学检查”。“精神健康状况”的评估，指以精神症状和病程为基本标准，以检查结果为首要依据，卫生部配套文件规定“医生做出精神障碍的诊断前，应当亲自检查患者，必要时向家属或知情人了解病史。对患者本人的各种检查结果应当作为诊断精神障碍的最主要依据。既往病历和诊断可以作为当前诊断的重要参考信息，但不应当作为当前诊断的唯一证据”。强调了精神检查的重要性，同时也强调了执业地点和身份任务，不得隐匿身份到医疗机构外给人“看病”，以亲友身份给他人“咨询”的任何行为，均须和“医疗”“医生”脱钩。

（2）自愿原则与自愿医疗：法律条文从来诊（门诊）、入院、出院等各环节对自愿原则进行体现。自愿原则适用于所有精神障碍患者，不因疾病性质改变，也不以患者是否有同意能力作为前提。只要患者自行就诊、自愿住院等，就均属于自我决定，不管疾病种类，只有当“自我决定”在医学上有明显不合适时，才不被同意。患者有无行为能力，不属于医生判断的范畴。需要强调的是，自知力和行为能力概念不同。前者为医学范畴，后者为法律范畴。自知力和自愿医疗没有必然的因果联系，很多自知力缺乏的患者，在良好沟通下完全可以自愿住院。自愿医疗也并不妨碍医生根据患者情况提出专业意见。同时，自愿住院也并不意味着患者具有不受限制的自由，如果医患双方不能在治疗上达成一致共识，应终止治疗关系，因为自愿住院的前提是“推定患者有决定能力”。

（3）非自愿医疗的规定：为了尽可能限制非自愿医疗，法律设置了严格的“无害则无非自愿”的标准。非自愿医疗包括：非自愿就诊与接受检查、紧急住院观察、非自愿住院治疗。《精神卫生法》规定了非自愿医疗需要同时满足以下几点：

a. 疑似或者确诊的严重精神障碍患者。

b. 有伤害自身、危害他人安全的行为。

c. 紧急住院观察拟定72小时。当门诊无法确诊时，应实施“紧急住院观察”，其目的是确诊和判断是否需要非自愿住院治疗，而不是治疗。

（4）非自愿医疗不等于强制医疗：前者遵循《精神卫生法》的有关规定实施；后者遵循《刑事诉讼法》的有关规定实施。当精神障碍患者违犯治安管理处罚法或者触犯刑法时，会被强制医疗。

（5）保护性约束的使用：《精神卫生法》规定“在没有其他可替代措施的情况下，可以实施约束、隔离等保护性医疗措施”“禁止利用约束、隔离等保护性医疗措施惩罚精神障碍患者”，在实施过程中，还须注意患者可能因极度反抗、用力过猛导致骨折等，约束时间过长、局部长期受压易导致褥疮等。

（6）伴发躯体疾病的处理：《精神卫生法》第四十八条规定“医疗机构不得因就诊者是精神障碍患者，推诿或者拒绝为其治疗属于本医疗机构诊疗范围的其他疾病”。应评估躯体疾病的危急程度决定是转科，还是继续在精神科住院（须其他专科进行会诊，协助处理）。

（7）监护人的问题：《精神卫生法》第八十三条第三款“本法所称精神障碍患者的监护人，是指依照民法通则的有关规定可以担任监护人的人”。《民法通则》第十七条第一款“无民事行为能力或者限制民事行为能力的精神患者，由下列人员担任监护人：（一）配偶；（二）父母；（三）成年子女；（四）其他近亲属；（五）关系密切的其他亲属、朋友愿意承担监护责任，经精神病人的所在单位或者住所地的居民委员会、村民委员会同意的”。《民法通则》第十七条第三款“没有第一款规定的监护人的，由精神病人的所在单位或者住所地的居民委员会、村民委员会或者民政部门担任监护人”。

（8）心理咨询人员不得从事心理治疗或者精神障碍的诊断、治疗。

（9）终结“谁送谁接”制度：《精神卫生法》明确规定，如果监护人不办理出院，有能力办理出院手续的患者可以选择自己办理出院手续，体现了“患者权益最大化”原则，防止监护人或近亲属违背患者个人意愿让患者长期住院的现象。（图 14 -1）

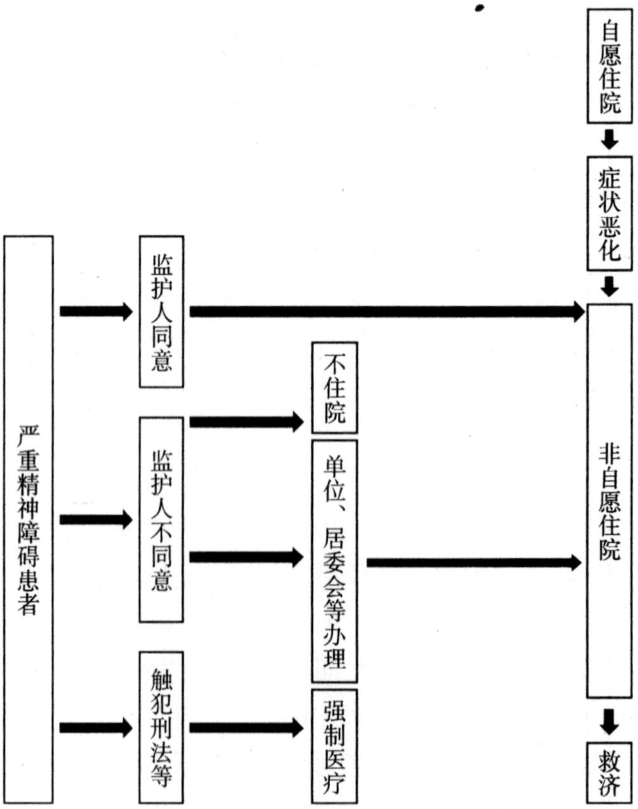

图 14 -1　终结“谁送谁接”制度

三、司法精神病学

司法精神病学（forensic psychiatry）是研究和解决精神障碍相关法律问题和法律责任的学科，是精神病学的分支，也是精神病学与法学的边缘学科。

司法精神病学研究的内容，包括各种精神障碍的患者在刑事、民事法律关系和诉讼中的能力、地位问题，进行司法精神病学鉴定，以判断其行为和责任能力，包括刑事责任能力、民事行为能力、服刑能力、诉讼能力、作证能力等，为审判提供科学的依据。《中华人民共和国刑法》第十八条规定："精神病人在不能辨认或者不能控制自己行为的时候造成危害结果，经法庭程序鉴定确认的，不负刑事责任。"

司法精神病学鉴定所见精神障碍，由于产生于审讯、监禁等特殊环境中较多，临床表现和常见精神障碍有所差别，如应激相关障碍、急性短暂性精神障碍、诈病等多见。

司法精神病学的任务有：

（1）对怀疑有精神异常的当事人、被告人、犯罪嫌疑人等，确定行为当时的精神状态，判定有无责任能力。

（2）对判明患有精神障碍的犯罪分子或监禁的人犯提出合适的治疗方法。

（3）出具对犯罪以后产生精神障碍而尚未判决的刑罚意见。

（4）判断怀疑精神异常的民事当事人有无行为能力，确定有关的合同、买卖、继承、赠与等法律行为是否有效。

（5）对怀疑有精神障碍的受害人、检举人、证人等进行评估，核定其陈述内容的真实可靠性。

（张　明）

第十五章

相关问答

本章节内容均为笔者在多年临床工作中所遇到的须面对和处理的问题，没有标准答案，仅供参考，以便启发实习医生的思维和更好地适应工作、生活。

一、值班篇

问：值班时，家属要求了解病情怎么办？

答：如果是自己主管的患者，认识家属并对病情熟悉，在自己知识范围内，可进行一定的解释，但是切记不可做出任何绝对的医疗保证（如他一定会好的，他就是精神分裂症等）。如家属对你的解释仍不理解，可请其在方便的时间找上级医生沟通。如果是自己主管的患者，却是陌生的家属，则须征询患者或自己能确认的患者监护人同意后，方可进行必要的解释（必要时签署知情同意书）。如非自己主管的患者，则告知值班医生的职责为处理临时、紧急的情况，因自己非主管医生，对患者情况不了解，所以无法进行病情解释，请其找合适的时间与主管医生沟通。

问：值班时可以一直待在值班房吗？

答：精神科值班时间为 24 小时，即当天上午 8 时至次日 8 时。如无特殊情况，13：00—14：30 可以进值班房休息，22 时后可以进值班房休息，其余时间须在医生办公室（病区由当天的住院总值或一值老师指定），按带值老师的安排进行工作。

独自在医生办公室时，须提高警惕（不仅限于精神科），一定要反锁门，或者坐在离入口最远且能看见入口的地方。只要有人开门，须认真辨别其身份，判断自己有无风险，必要时可大声呼救。

问：值班时，碰到紧急情况不知如何处理怎么办？

答：值班时会碰到各种各样的突发事件，不会处理是极为常见的。此时应迅速向一值医生汇报，并寻求值班护士的帮助。如患者有可疑冲动行为，一值医生不能及时赶来时，可和护士老师配合，一人转移患者的注意力，另一人迅速打电话向一值医生或保卫科求助。时刻记住，超过自己能力范围的事情，一定要寻求外界帮助。有事情多请示，勤汇报，观察与学习老师或他人如何处理相应情况。这样不但可以保护自己，也可以快速提高临床工作能力。

问：值班时，尤其是周末或节假日值班时，患者（或家属）要签请假条怎么办？

答：牢记自己是实习医生，是没有处方权的，任何医疗活动都必须在有处方权的老师的指导下进行。碰到这样的情况，不可擅自在请假条上签名（因为不是自己主管的患者一般都不清楚具体情况，适不适合请假等。如擅自签名，则代表着你须承担患者外出可能造成的一切不良后果，如伤人、自伤、自杀等)，须请示一值医生进行处理。

二、查房篇

实习医生在实习期间，常会碰到患者或家属提出的各种问题。

问：家属并没有发现患者存在冲动、伤人、自杀等念头或行为，为什么还要家属 24 小时陪护？

答：第一，家属缺乏专业的知识，有无上述行为或想法须经过医生的专业了解、观察与评估。第二，无论是否有上述行为，家属的陪护都是必需的，因为这样可以帮助患者更好地适应病区环境，配合接受治疗（专业上称为社会支持）。获得社会支持越多的患者，痊愈的机会也越大。第三，住院期间，尤其是最初这段时间，有很多重要的辅助检查，如头颅 MR 等是需要家属陪同，并在相关科室签署知情同意书后才能完成的。而辅助检查的缺失，会给正确诊断带来比较大的困扰，增加治疗难度，延长患者的住院时间。

问：患者明明是心理问题，为什么医生不做心理治疗，而是天天给他吃药？

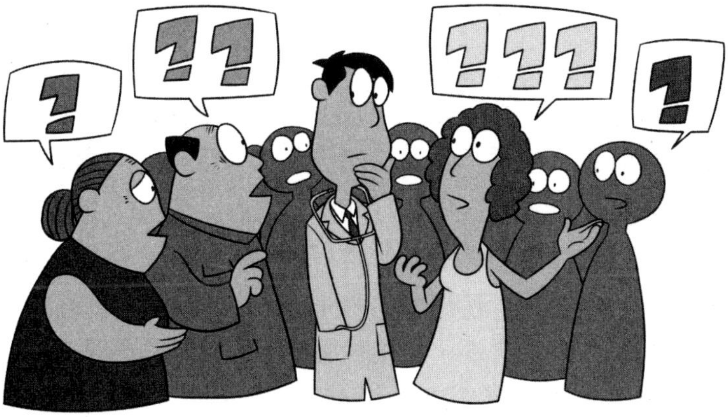

答：这里有几个需要重点澄清的地方。第一，精神障碍并不是心理问题，心理问题不伴有生物学基础的改变（如被老师批评后觉得闷闷不乐），而精神障碍是一种疾病，有生物学病变的基础（如大脑内神经递质的紊乱等）。对于心理问题，当然需要心理咨询和治疗；对于精神障碍，最需要的是纠正紊乱的神经递质，也就是药物和物理治疗。很多精神障碍在起病之前会有诱因，如失恋后诱发抑郁症，家属往往会认为是失恋导致了抑郁症的出现，认为患者只要看淡了失恋这件事情，情况就会好转。但从专业的角度判断，失恋只是一个不良生活事件，是诱因，如果没有诱发抑郁，进行心理干预是正确的，如果达到了抑郁症的诊断标准，不经过系统正规的治疗（药物和物理治疗），无法纠正紊乱的神经递质，也就无法改善患者的症状。第二，心理问题往往程度较轻，门诊干预即可，无住院治疗的必要性，医生也不会建议住院治疗。第三，在住院的过程中，除了药物和物理治疗，医生都会把心理治疗穿插在与患者及家属的交流互动中，尤其是每日的查房中。心理治疗有很多种方法，最常用的是支持性心理治疗，利用多种心理学的方法鼓励患者接受正规系统的治疗。并不是所有的心理治疗都是像电影里演的那样，正襟危坐。心理治疗对急性期的住院患者来说，只是起锦上添花的作用，并不是重要的治疗方法和手段。

问：查房时患者说有人要害他（或听见别人听不到的声音）等，明明是胡说八道，为什么医生不纠正他?

答：这些声音（体验）对于正常人来说是体会不到的，但是对于患者来说是真实存在的，是症状之一。如果我们告诉患者那是不真实的、假的，会引起患者的猜疑和产生敌对心理，降低治疗的依从性，甚至出现冲动行为。所以只有在患者症状逐步改善，明显减轻的时候，和患者讨论症状的真伪才有意义。就像面对感冒的患者，我们不能告诉他“你不能咳嗽，因为其他人都不咳嗽”，感冒的患者之所以咳嗽，是因为他生病了，咳嗽不是自己能控制的。同理，凭空闻语的患者也是如此。

问：保护性约束其实就是把患者约束在床上，是不是太残忍了？

答：约束并不是对患者的惩罚，而是对患者和他人的一种保护措施，避免他做出一些伤害自己、他人的行为，保证治疗的顺利进行。首先，保护性约束并不是把患者简单地约束在床上，约束的部位等都是有严格要求的，尽可能不对患者的身体造成损害，所以才称为保护性；其次，约束是针对目前症状评估的基础上进行的，患者存有较高的冲动、伤人、自杀、自伤风险，往往在病态的支配下，丧失对行动的判断力，就像要求咳嗽的患者用意志力克服咳嗽一样，是无效的。只有治疗起效，患者症状改善后，上述风险才会降低，这是保护的第二层意思。患者在完全康复后，往往都能认识到自己当时的行为是不妥当的，也会认为保护性约束是对自己的一种保护。

问：医生为什么要和患者讨论想不想死、想用什么方法死，本来患者在家属面前都表现得很好了，结果医生一问他又想死了？

答：这说明患者并没有真正恢复，因为家属缺乏相应的医学知识，所以容易被假象所迷惑。患者能够说出他想死或者想用什么方法死，说明他的症状依然存在，只是未向家属吐露心声。家属可根据患者拟采取的自杀行为采取一定的预防措施，医生的治疗方案也需要做进一步调整。

问：为什么患者住院了一个星期一点变化都没有，甚至更糟糕了？

答：精神障碍治疗周期较长，所有的药物，抗抑郁药、抗精神病药等，即使已达到治疗剂量，最短起效时间都需 2 ～ 4 周，不像发烧，吃一颗退热药，体温马上就下降了。在药物起效之前，患者的病情依然可能会有进一步的进展，所以看起来显得更糟糕了。

问：为什么隔壁床的患者 3 天就改善了很多？

答：每个人的疾病是不一样的，就算是同样的疾病，轻重程度也是有区别的。不同的人对药物的反应也是不一样的，起效时间因此存在较大差异。如果 3 天症状有“明显改善”，一般会认为那并不是治疗的效果，因为药物还没有充分起效，而是病情的自然波动。

问：为什么吃了药以后昏昏欲睡，没有力气，医生还在给患者加药？

答：精神科药物起效有两个条件，一是足疗程（也就是足够的时间），二是足量（也就是加到足够的治疗量），药物的疗效才会充分出现，二者缺一不可。精神科药物常见的不良反应有嗜睡，但是我们加药的主要目的是希望能够尽快地控制精神症状。在药物起效之前，一般都是不良反应先出现。如果不良反应在能够耐受的情况下，患者应尽力配合医生的治疗。

问：为什么要早晚打针，让患者睡得昏天黑地？

答：之前谈到口服药起效较慢，此时对于兴奋、躁动明显等症状比较严重的患者，都希望能够在早期控制症状。常用的方法有两种，一是肌注氟哌啶醇，二是电休克等物理治疗。肌注氟哌啶醇后，疗效可迅速出现，但不可持久，一般用于急性期的治疗，可能带来的不良反应有嗜睡。但是因患者存有强烈的自杀、伤人、冲动等行为，所以睡得多一些可以减少不良行为发生的概率。此外，睡眠可以让大脑得到充分的休息，让患者症状能更快地改善。

三、出院篇

问：家属觉得患者还没有百分之百地恢复到正常状态，为什么要叫他们出院？

答：患者的治疗分为 4 个阶段：急性期、恢复期、巩固期、维持期。住院往往是针对急性期的治疗，使患者的症状在很大程度上有所缓解。无论是什么样的精神障碍，要想完全恢复到病前状态，至少需要半年到一年左右的时间。并不是住院时间越久，疗效就越好。住院时间太久，患者脱离正常的社会生活，会对住院环境产生依赖，这对他以后回归社会是不利的。所以当病情恢复到一定程度，就要回归社会，争取社会功能最大程度的恢复。真正回归社会才是我们治疗的最终目的。

问：出院以后有哪些需要注意的内容呢？

答：①按时服药，定期门诊复诊（最好能固定医生）；②病情有波动随时来诊；③避免高空作业及精细操作（如开车等）；④规律作息，适当运动，调整压力；⑤避免吸烟、饮酒；⑥避免喝可乐、咖啡、浓茶等对大脑有兴奋作用的东西；⑦避免进食人参、黄芪等大补燥热的东西；⑧避免油煎油炸、辛辣等刺激性食物。

问：患者症状已完全消失，能够正常上班上学，为什么还需要长期服药？

答：精神障碍是一种高复发率的疾病，而预防复发最好的办法就是长期坚持服药。当然，维持期的药量是可以适当减少的。坚持服药不能完全避免复发，但是，可以将复发的风险降到最低。

四、能力篇

问：每天查看患者时，有哪些必须了解的内容呢？

答：饮食、睡眠、二便是必须询问的内容，还必须进行必要的体查，如数脉搏等。了解清楚最基本的情况，才能进行下一步的治疗方案调整，如抑郁的患者可能会出现食欲下降；在被害妄想的支配下，精神分裂症的患者也会出现拒食。睡眠障碍是精神障碍最常见也最容易改善的症状，失眠带来的痛苦会影响患者的依从性。对于抑郁的患者来说，早醒可能是自杀的高危时间。精神科药物常见的不良反应有便秘、心动过速等。同时也须注意有无其他药物不良反应，多问一句“您觉得还有哪里不舒服吗？”是非常有效和必要的。

问：我觉得精神障碍患者和家属都很可怜，看见他们我就忍不住想流泪怎么办？

答：你有同情心，但不可泛滥。作为医生，最重要的素质是客观、冷静、理智，不可以让自己的情绪左右医疗决策。所以收起泪水，医生不相信眼泪，相信的是临床能力。

问：患者或家属夸我长得漂亮（说我亲切），索要我的个人联系方式怎么办？

答：礼貌而坚决地婉拒。有一些是因为患者的症状，如轻躁狂患者有性本能亢进，爱和异性搭讪，有一些是家属或患者希望能让医生多点关照。无论如何都应牢记，除了医患关系，你们不存在任何其他的联系。医患关系必须保持应有的纯洁。

问：家属或患者给我塞红包怎么办？

答：礼貌而果断地谢绝，告知非常感谢他们的好意，自己一定会做好分内的事情，收红包属于违规行为，恳请谅解。

问：如家属或患者觉得我是假意推托，仍坚持要给红包怎么办？

答：严肃告诉对方，医院对这方面管得很严，处处都有监控（实际也不一定有），如果收了会给双方带来无尽的麻烦和严重后果，坚持请对方收回红包，再进行其他与诊疗活动有关的谈话。

问：家属或患者非常焦虑，觉得没有收红包就是医生看不起他，严重影响诊疗工作的进行，或者发现家属或患者强行将红包塞给自己后，拒绝承认和收回怎么办？

答：向上级医生汇报此事，并将红包转交给病区护士长登记，由病区护士长代为缴纳入患者的住院费用中。病区护士长会将缴费单，视情况当日或出院前交到家属或患者手中，并说明经过。

问：我觉得上级医生的指示有误（或者对患者的诊疗不利）怎么办？

答：医生是一个等级制度森严的职业，和部队类似。如果上级医生的指示确实有误，请及时向上级医生说出你的疑惑并据理力争（可记录在病程记录里）；如果上级医生仍坚持指示，应记录上级医生指示的依据和理由，并请严格按照上级医生的指示执行，因为出了差错，上级医生要承担后果。如果擅自主张，如未执行上级医生的指示，带来的任何不良后果均由自己承担。作为没有处方权的实习医生，很多时候是无法承担这样的后果的。有时觉得上级医生的指示有误，不是上级医生真的有误，而是自己刚接触临床，很多东西想当然，这和临床经验不足、基础知识仍欠缺有关。

问：为什么我觉得每天的任务就是打印化验单、写病历资料等重复机械枯燥的工作，学不到任何新东西？

答：医学是一个经验学科，所以需要不断地重复和积累，没有任何捷径可走。那如何在机械枯燥的工作中提升自己？多问自己为什么，如打出的化验单，异常结果我都会解释和处理了吗，为什么这个患者两次的结果会有差异，看一看受到表扬的同学的病历资料如何书写等，不断反思，才会不断进步。

问：上级医生只是让我不停地干活，不教我东西怎么办？

答：抱歉让你碰到这样的情况，请试着观察一下，是不是因为上级医生比较忙。这个时候首先学会通过观察来自学，观察上级医生如何向患者和家属交代病情、进行医疗操作等。其次，自己提出问题，相信你也反对填鸭式教学。此时可把自己在临床上碰到的问题记录下来，在上级医生有闲暇的时候进行询问，相信一定会有收获。如果还是觉得一脸茫然，请悄悄地和我科教学秘书或教辅老师反馈，他们会非常乐意帮助你。

最后，希望大家在精神科的实习充实、愉快，学到真功夫，练就硬本领！

（张　明）

后 记

为适应新形势下以“胜任力”为导向的实习教学目标，进一步提高实习医生的临床水平，特编写本书。

作为在国内综合医院开展精神卫生专业的先行者之一，中山大学附属第三医院精神心理科于20世纪80年代初率先在国内综合医院完成从心理咨询向疾病诊疗的转变；90年代，率先在国内综合医院开设开放式病区。目前，中山大学附属第三医院精神心理科下设3个病区，共计200余张开放式床位，年门诊量超过18万人次。中山大学附属第三医院精神心理科依托原中山医科大学的平台，在精神科实习教学和规范培训教学方面具有得天独厚的优势，一直坚持医、教、研全面发展，希望能尽力为实习医生和规范培训医生提供良好的学习环境和学习氛围。

因材施教是我们追求的目标，以培养出理论基础扎实、责任心强、临床水平高、愿为医学事业无私奉献的医生为己任。万丈高楼平地起，打好基础是关键所在，否则只是空中楼阁，达不到我们的初衷。如果只看了一点“精神病学”的教科书，懂了一点皮毛，就觉得已窥全豹，那就是“墙上芦苇，头重脚轻根底浅”，实为大忌。

本书试图立足根本，不求大、不求全、不求深，只求精，以实用的基本知识为主。希望实习医生在实习后能有较牢固的精神医学基础，这样才能“百尺竿头，更进一步”。

本书编写得到了中山大学附属第三医院精神心理科、中山大学精神医学教研室各位同人的大力支持，尤其是主审张晋碚教授，不辞辛苦，一字一句地对本书的初稿、二稿、三稿直至终稿进行修改，在此表示深深的谢意和敬意。

本书适用于在精神卫生专业实习或规范培训的医生。

是为后记。

关念红

2019年11月